彩色图解

·大国医食养方·

百病食疗

大全

主编◎丁宏晟

江西科学技术出版社

图书在版编目（CIP）数据

彩色图解百病食疗大全 / 丁宏晟主编. -- 南昌：江西科学技术出版社, 2024.12. -- ISBN 978-7-5390-9155-6

Ⅰ. R247.1-64

中国国家版本馆CIP数据核字第2024BZ8672号

彩色图解百病食疗大全
CAISE TUJIE BAIBING SHILIAO DAQUAN

丁宏晟　　主编

出版发行	江西科学技术出版社
社址	南昌市蓼洲街2号附1号
	邮编：330009　　电话：（0791）86623491　86639342（传真）
印刷	三河市宏顺兴印刷有限公司
经销	各地新华书店
开本	710 mm × 1000 mm　1/16
字数	210千字
印张	12
版次	2024年12月第1版
印次	2024年12月第1次印刷
书号	ISBN 978-7-5390-9155-6
定价	49.00元

国际互联网（Internet）地址：http://www.jxkjcbs.com

选题序号：KX2024076　　赣版权登字：-03-2024-277

责任编辑：周楚倩　宋涛　　装帧设计：春浅浅

目录

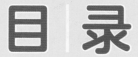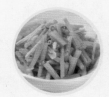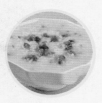

• CONTENTS •

第1章 高血压类疾病食疗菜汤粥

高血压食疗 菜

高血压食疗 汤

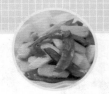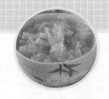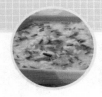

高血压食疗 粥

第2章 心脑血管类疾病食疗菜汤粥

心脑血管疾病食疗 菜

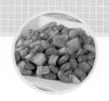
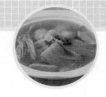
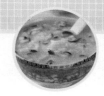

🍲 心脑血管疾病食疗 汤

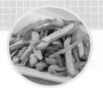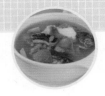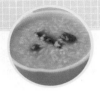

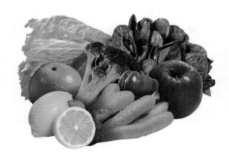

心脑血管疾病食疗 粥

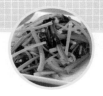
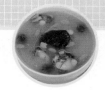
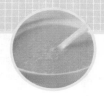

第3章　糖尿病类疾病食疗菜汤粥

🍳 糖尿病食疗 菜

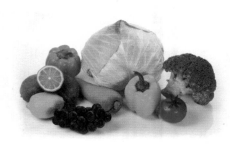

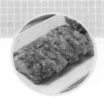
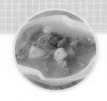
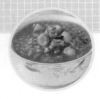

糖尿病食疗 汤

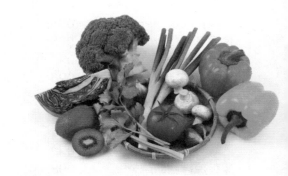

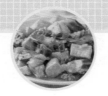
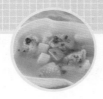
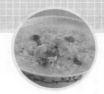

糖尿病食疗 粥

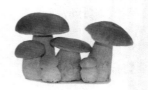

第4章 慢性阻塞性肺类疾病 食疗菜汤粥

慢性阻塞性肺疾病食疗 菜

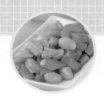
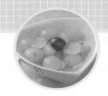
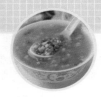

慢性阻塞性肺疾病食疗 汤

慢性阻塞性肺疾病食疗 粥

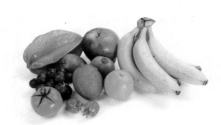

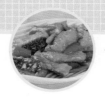
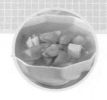
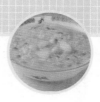

第5章 类风湿关节炎类疾病 食疗菜汤粥

🍳 类风湿关节炎食疗 菜

🍲 类风湿关节炎食疗 汤

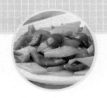
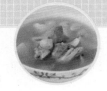

类风湿关节炎食疗 粥

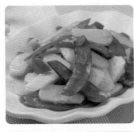
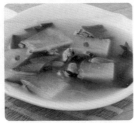
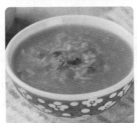

菜汤粥｜食疗

第 ① 章

高血压类疾病

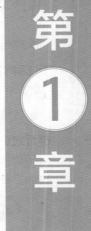
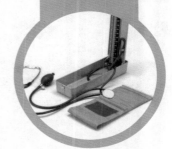

　　高血压是引发心脑血管疾病最主要的危险因素之一，是人类健康的一大"杀手"，也是老年人易发疾病之一。高血压发病率高，而且可以引起严重的心、肾、脑并发症，致残率和死亡率很高。健康的生活方式、早期预防、稳定治疗可使75%的高血压并发症得到控制，其中，日常生活中合理健康的饮食可以起到很好的辅助作用。

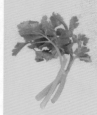

高血压食疗菜

芹菜

降低毛细血管通透性、降压降脂

食用注意！
①吃芹菜宜适量，过量摄入反而会造成消化系统的负担。
②芹菜叶营养丰富，吃芹菜时最好保留叶子一起食用。

| 每日适宜用量： | 200克 | 对症营养吃法： | 凉拌配餐 |

🍲 降压功效

芹菜中的芸香苷可降低毛细血管的通透性，增加血管弹性，防止毛细血管破裂，从而起到降血压的作用。

🍲 其他功效

芹菜含丰富的膳食纤维，能促进胃肠蠕动，具有润肠通便、预防便秘的功效。

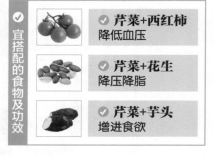

✔ 宜搭配的食物及功效
- ✔ 芹菜+西红柿　降低血压
- ✔ 芹菜+花生　降压降脂
- ✔ 芹菜+芋头　增进食欲

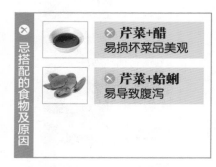

✘ 忌搭配的食物及原因
- ✘ 芹菜+醋　易损坏菜品美观
- ✘ 芹菜+蛤蜊　易导致腹泻

·凉拌嫩芹菜·

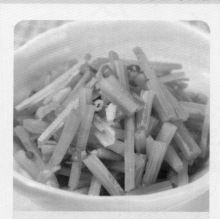

功效

芹菜具有降血压功效，能增加血管弹性，保护血管，有助于降低血压，适合高血压患者食用。

●材料：嫩芹菜80克，胡萝卜30克，蒜末、葱花各少许

●调料：盐3克，鸡粉少许，芝麻油适量

●做法：
①洗好的嫩芹菜切段，去皮洗净的胡萝卜切丝，分别焯水。
②将焯水的食材放入碗中，加入盐、鸡粉、蒜末、葱花，再淋入芝麻油，搅拌至食材入味。
③将拌好的食材装在碗中即可。

每日适宜用量： **100克**　　**对症营养吃法：** **炒食配餐**

🥄 降压功效

苦瓜中的维生素C可以保持血管弹性，保护心脏；苦瓜中的钾元素能够降低血压，保护心肌。

🥄 其他功效

苦瓜性寒、味苦，具有清热祛火、解毒消暑的功效；苦瓜还能降血糖，增进食欲，健脾开胃。

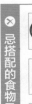

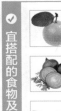

宜搭配的食物及功效

✅ **苦瓜+番石榴**
降低血糖

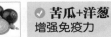
✅ **苦瓜+洋葱**
增强免疫力

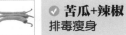
✅ **苦瓜+辣椒**
排毒瘦身

忌搭配的食物及原因

❌ **苦瓜+豆腐**
易形成结石

❌ **苦瓜+南瓜**
易破坏维生素C吸收

❌ **苦瓜+沙丁鱼**
易引发荨麻疹

· 苦瓜炒马蹄 ·

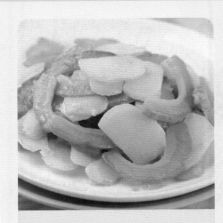

功效

苦瓜能够清热解毒，降低血压，保护心肌，适合高血压患者食用。

● **材料：** 苦瓜120克，马蹄肉100克，蒜末、葱花各少许

● **调料：** 盐3克，鸡粉2克，白糖、水淀粉、食用油各适量

● **做法：**

①洗好的马蹄肉切片；洗净的苦瓜切片，焯水。

②用油起锅，下蒜末爆香，放入马蹄肉翻炒；倒入苦瓜，快速炒至食材断生；加盐、鸡粉、白糖，炒匀调味；淋上水淀粉翻炒至食材入味；撒上葱花，即成。

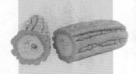

食疗菜 高血压

苦瓜

保持血管弹性、降低血压

食用注意！

①选购苦瓜时要挑选果瘤颗粒饱满的，这样的苦瓜瓜肉比较厚。

②苦瓜不耐保存，冷藏存放也不宜超过2天。

③脾胃虚寒者及孕妇忌食苦瓜。

高血压 食疗菜

菜心

防止血管老化

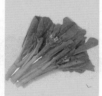

食用注意！

①焯菜心的时间不要太久，否则容易变老。

②麻疹后及疥疮、目疾患者不宜食菜心。

每日适宜用量： **200克** 　　对症营养吃法： **炒食配餐**

🍴 降压功效

菜心中富含维生素C，具有保护血管的功效，能够防止血管老化，降低血压。

🍴 其他功效

菜心富含膳食纤维，能有效促进肠胃蠕动，润肠通便，防止便秘。菜心热量非常低，经常被用以减肥。

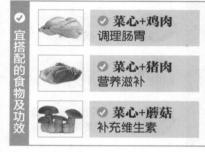

宜搭配的食物及功效

✅ **菜心+鸡肉** 调理肠胃

✅ **菜心+猪肉** 营养滋补

✅ **菜心+蘑菇** 补充维生素

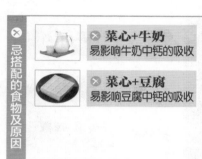

忌搭配的食物及原因

❌ **菜心+牛奶** 易影响牛奶中钙的吸收

❌ **菜心+豆腐** 易影响豆腐中钙的吸收

·菌菇烧菜心·

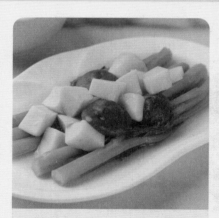

功效

菜心有助于防止血管老化，降低血压；杏鲍菇和香菇补中益气、健脾养胃。本品适合高血压患者食用。

●**材料：** 杏鲍菇50克，鲜香菇30克，菜心95克

●**调料：** 盐2克，鸡粉2克，生抽适量

●**做法：**

①杏鲍菇洗净切块；香菇洗净，焯水后捞出备用。

②锅中注入适量清水烧热，倒入焯过水的食材，用中小火煮至食材熟软；加入盐、生抽、鸡粉拌匀；放入菜心拌匀，煮至变软。

③关火后盛出锅中的食材即可。

每日适宜用量：**200克**	对症营养吃法：**炒食配餐**

🖐 降压功效

土豆含有丰富的钾元素，可以帮助排出体内多余的钠，防止血压升高；土豆中富含的B族维生素能够解除疲劳，降低胆固醇，维护心脏和血管健康。

🖐 其他功效

土豆具有和胃调中、健脾益气、利水消肿等多种功效。

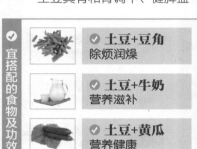

宜搭配的食物及功效

- ✅ **土豆+豆角** 除烦润燥
- ✅ **土豆+牛奶** 营养滋补
- ✅ **土豆+黄瓜** 营养健康

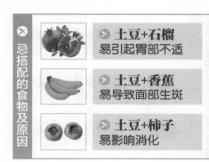

忌搭配的食物及原因

- ❌ **土豆+石榴** 易引起胃部不适
- ❌ **土豆+香蕉** 易导致面部生斑
- ❌ **土豆+柿子** 易影响消化

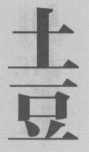

食疗菜 高血压

土豆

维护心脑血管 健康

·鱼香土豆丝·

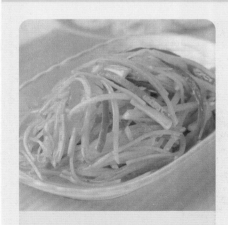

●材料：土豆200克，青椒40克，红椒40克，葱段、蒜末各少许

●调料：豆瓣酱15克，白糖2克，盐、鸡粉、陈醋、食用油各适量

●做法：
①洗净去皮的土豆切丝；洗好的红椒、青椒切丝。
②用油起锅，放蒜末、葱段爆香；倒入土豆丝、青椒丝、红椒丝，快速翻炒均匀；加入豆瓣酱、盐、鸡粉、白糖、陈醋快速翻炒均匀，至食材入味即成。

功 效

本品有利于降低胆固醇，降低血压，维护心脏和血管健康，适合高血压、高血脂患者食用。

食用注意！
①选购土豆要选择个头结实、没有出芽的。
②土豆可与苹果放在一起保存，这样能够抑制土豆生芽。

<table>
<tr><td>每日适宜用量：</td><td>**100克**</td><td>对症营养吃法：</td><td>**炒食配餐**</td></tr>
</table>

高血压 食疗菜

胡萝卜

增加冠状动脉血流量

食用注意！
①选购胡萝卜时，要挑选根大心小、质地脆嫩、手感重的胡萝卜。
②脾胃虚寒者忌食胡萝卜。

🥄 降压功效

胡萝卜中的山奈酚可以增加冠状动脉血流量，具有降低血压的功效；胡萝卜中含有琥珀酸钾，有助于降低胆固醇，防治高血压。

🥄 其他功效

胡萝卜有补肝明目、造血的作用，有助于治疗夜盲症，有助于改善贫血。

宜搭配的食物及功效	
	✅ **胡萝卜+绿豆芽** 排毒瘦身
	✅ **胡萝卜+菠菜** 防止中风
	✅ **胡萝卜+香菜** 开胃消食

忌搭配的食物及原因	
	❌ **胡萝卜+白萝卜** 易降低营养价值
	❌ **胡萝卜+酒** 易损害肝脏
	❌ **胡萝卜+山楂** 易破坏维生素C

·胡萝卜丝炒豆芽·

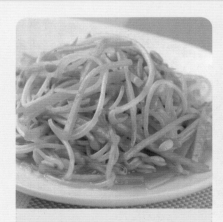

功效

本品有利于增加冠状动脉血流量，降低血压，同时还能润肠通便，补充多种维生素和矿物质。

● 材料：胡萝卜150克，黄豆芽120克，彩椒40克，葱、蒜蓉、姜丝各少许

● 调料：盐3克，味精、白糖、水淀粉、食用油各适量

● 做法：
①胡萝卜、彩椒洗净切丝；葱洗净切段；胡萝卜丝、黄豆芽、彩椒丝焯水。
②起锅注油烧热，入姜丝、葱段、蒜蓉爆香；放入焯好的食材，翻炒匀；转小火，加盐、白糖、味精调味；用水淀粉勾芡，翻炒均匀。
③关火后盛入盘中即可。

每日适宜用量： **100克**	对症营养吃法： **炒食配餐**

👍 降压功效

芦笋中的天门冬酰胺和天门冬氨酸能扩张血管，防治高血压；芦笋中的钾元素可以帮助排出体内多余的钠，降低血压。

👍 其他功效

芦笋中丰富的硒能够阻止癌细胞分裂与生长，抑制致癌物的作用并加速解毒，几乎对所有的癌症都有一定的食疗效果。

宜搭配的食物及功效

 ✅ **芦笋+冬瓜** 降压降脂

 ✅ **芦笋+百合** 降低血压

 ✅ **芦笋+海参** 防癌抗癌

忌搭配的食物及原因

 ❌ **芦笋+羊肝** 易降低二者的营养价值

 ❌ **芦笋+羊肉** 易导致腹痛

·芦笋煨冬瓜·

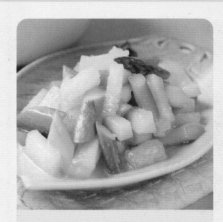

功效

本品能利水消肿，扩张血管，防治高血压，适合高血压患者食用。

●材料： 冬瓜230克，芦笋130克，蒜末、葱花各少许

●调料： 盐1克，鸡粉1克，水淀粉、芝麻油、食用油各适量

●做法：

①洗净的芦笋用斜刀切段；洗好去皮的冬瓜切块；分别焯水。

②用油起锅，放蒜末爆香；倒入焯过水的材料，炒匀；加盐、鸡粉、水，用大火煨煮半分钟，倒入水淀粉勾芡；淋入芝麻油炒匀，至食材入味。

③关火后盛出锅中的食材即成。

高血压食疗菜

芦笋

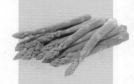

扩张血管、降低血压

食用注意！

① 选购芦笋时，以选择全株形状正直，笋尖花苞紧密、不开芒和未长腋芽、表皮细嫩粗大者为佳。

② 买回的芦笋应该趁鲜食用，不宜久存。

高血压食疗菜

莴笋

调节体内钠的平衡、降低血压

每日适宜用量：**200克**　　对症营养吃法：**炒食配餐**

降压功效

莴笋中含有烟酸，可以降低胆固醇，促进血液循环；莴笋中的钾能够调节体内钠的平衡，有降低血压的功效。

其他功效

莴笋有增进食欲、促进消化、利尿降压的作用。莴笋中的膳食纤维、钙和钾能够润肠通便，对减肥瘦身有一定效果。

宜搭配的食物及功效

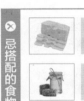
- ✔ **莴笋+蒜苗** 预防高血压
- ✔ **莴笋+黑木耳** 降低血压
- ✔ **莴笋+猪肉** 补脾益气

忌搭配的食物及原因

- ✘ **莴笋+乳酪** 易引起胃肠道消化不良
- ✘ **莴笋+蜂蜜** 易引起腹泻

·莴笋烧板栗·

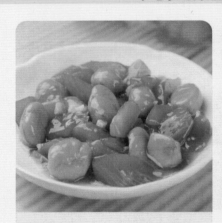

功效

莴笋有助于降血压、降胆固醇；板栗有滋补功效。本品能调节、稳定血压，适合高血压患者食用。

●材料：莴笋200克，板栗肉100克，蒜末、葱段各少许

●调料：盐3克，鸡粉2克，蚝油、水淀粉、芝麻油、食用油各适量

●做法：
①莴笋去皮洗净切块；莴笋和板栗肉焯水。
②用油起锅，放蒜末、葱段爆香；倒入板栗和莴笋炒香；放蚝油、水、盐、鸡粉，搅匀，用小火焖煮，用大火收汁，倒入水淀粉，翻炒均匀；淋入芝麻油，快速翻炒一会儿，至食材入味。
③关火后盛入盘中即成。

食用注意！
①莴笋放入盛有凉水的器皿内，水淹至莴笋主干1/3处，可放置3~5天。
②莴笋叶的营养价值较高，可将较嫩的莴笋叶一同烹调食用。

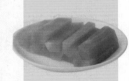

每日适宜用量： **100克**	对症营养吃法： **炒食配餐**

🍲 降压功效

　　玉米中的亚油酸能降低身体对胆固醇的吸收，辅助降低血压；玉米中的油酸能软化血管，具有降压功效。

🍲 其他功效

　　玉米含有丰富的纤维素，可以刺激肠胃蠕动，防止便秘；玉米含有丰富的B族维生素，能预防脚气病和心肌炎。

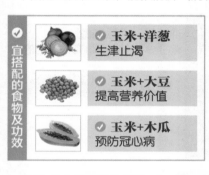

宜搭配的食物及功效

- ✅ **玉米+洋葱** 生津止渴
- ✅ **玉米+大豆** 提高营养价值
- ✅ **玉米+木瓜** 预防冠心病

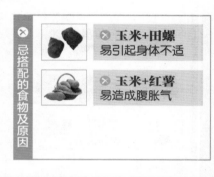

忌搭配的食物及原因

- ❌ **玉米+田螺** 易引起身体不适
- ❌ **玉米+红薯** 易造成腹胀气

食疗菜 高血压

玉米

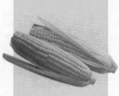

抑制胆固醇的吸收、降低血压

· 山楂玉米粒 ·

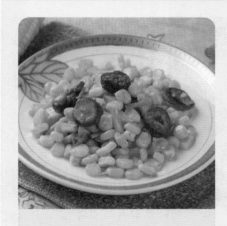

功效

本品能开胃消食，和胃化积，降低胆固醇，具有降压降脂功效，适合高血压、高血脂患者食用。

- ●材料：鲜玉米粒100克，山楂20克，姜片、葱段各少许
- ●调料：盐3克，鸡粉2克，水淀粉、食用油各适量
- ●做法：

①山楂浸泡。

②用油起锅，烧热后下入姜片、葱段，炒香；倒入玉米和山楂，快速拌炒匀；加入盐、鸡粉，炒匀调味；倒入水淀粉快速拌炒至食材入味。

③关火，盛出炒好的菜肴即成。

食用注意！

① 整齐、饱满、色泽金黄的玉米为佳品。

② 干燥综合征、更年期综合征患者不宜食用爆米花，否则容易助火伤阴。

高血压食疗菜

茼蒿

镇定安神、降低血压

食用注意！
①咳嗽痰多、肠胃不和、习惯性便秘患者尤其适合食用茼蒿。
②脾虚腹泻者忌食茼蒿。

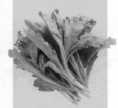

| 每日适宜用量： | **200克** | 对症营养吃法： | **烧菜配餐** |

👍 降压功效

茼蒿中含有挥发油和胆碱，既有镇定安神的功效，又能降低血压。

👍 其他功效

茼蒿具有平补肝肾、缩小便、宽中理气的作用，对心悸、失眠、咳嗽、腹泻、胃脘胀痛等症都有改善作用。

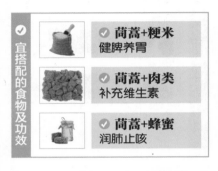

宜搭配的食物及功效

✓ 茼蒿+粳米
健脾养胃

✓ 茼蒿+肉类
补充维生素

✓ 茼蒿+蜂蜜
润肺止咳

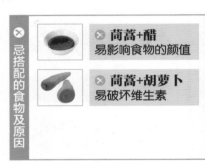

忌搭配的食物及原因

✗ 茼蒿+醋
易影响食物的颜值

✗ 茼蒿+胡萝卜
易破坏维生素

·牡蛎茼蒿烧豆腐·

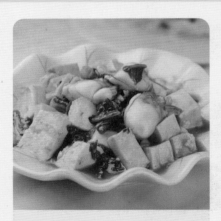

功效

本品能镇定安神，又能降低血压，还能补钙益肾、强身健体，适合高血压患者食用。

●材料：豆腐200克，茼蒿100克，牡蛎肉90克，姜片、葱段各少许

●调料：盐3克，鸡粉2克，老抽、料酒、生抽、水淀粉、食用油各适量

●做法：
①洗净的茼蒿切段；洗好的豆腐切块；豆腐和牡蛎肉焯水。
②用油起锅，放姜葱爆香；倒入牡蛎肉、料酒炒香；放茼蒿、豆腐块、盐、老抽、生抽、鸡粉，中火煮入味；大火收汁，倒入水淀粉，翻炒至汤汁收浓、食材熟透。
③关火后盛入盘中即成。

每日适宜用量： **100克** 对症营养吃法： **炒食配餐**

降压功效

马齿苋中所含的不饱和脂肪酸能够抑制胆固醇和甘油三酯的生成，可以降低血压，保护心血管。

其他功效

马齿苋具有清热解毒、消肿止痛的功效，对肠炎、痢疾等肠道传染病有食疗作用。

<table>
<tr><td rowspan="3">宜搭配的食物及功效</td><td></td><td>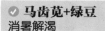 ✓ **马齿苋+绿豆**
消暑解渴</td></tr>
<tr><td></td><td>✓ **马齿苋+荠菜**
清热凉血</td></tr>
<tr><td></td><td>✓ **马齿苋+莲藕**
清热解毒</td></tr>
</table>

<table>
<tr><td rowspan="3">忌搭配的食物及原因</td><td></td><td>✗ **马齿苋+黄瓜**
易破坏维生素</td></tr>
<tr><td></td><td>✗ **马齿苋+胡椒**
易引起不适</td></tr>
<tr><td></td><td>✗ **马齿苋+茼蒿**
易导致消化不良</td></tr>
</table>

· 蒜蓉马齿苋 ·

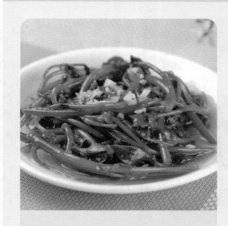

● 材料：马齿苋150克，蒜末少许

● 调料：鸡粉、盐各2克，食用油适量

● 做法：

①将洗净的马齿苋切段。

②用油起锅，放入备好的蒜末，用大火爆香；倒入备好的马齿苋翻炒，至其变软；转小火，加入鸡粉、盐快速翻炒匀，至食材入味。

③关火后盛出炒好的马齿苋，放在盘中即成。

功效

本品清热解毒，具有降低血压的功效，能够保护心血管，适合高血压患者食用。

食疗菜 高血压

马齿苋

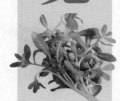

抑制胆固醇、降低血压

食用注意！

①选购马齿苋要选择叶片厚实、鲜嫩的。

②马齿苋用保鲜袋封好，可以冷藏保存一周。

③孕妇及脾胃虚寒者忌食马齿苋。

高血压食疗菜

茭白

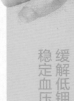

缓解低钾血症、稳定血压

食用注意！

①质量好的茭白色泽洁白，质地脆嫩，果肉结实。

②肾脏疾病、尿路结石或尿中草酸盐类结晶较多者忌食茭白。

| 每日适宜用量： | 100克 | 对症营养吃法： | 炒食配餐 |

降压功效

茭白中富含钾元素，可以帮助排出体内多余的钠，降低血压，还可以缓解高血压患者长期服用降压药所产生的低钾血症。

其他功效

茭白性寒，既能祛火利尿，辅助治疗四肢浮肿、小便不利等病症，又能消暑止渴，还能解酒毒，治酒醉不醒。

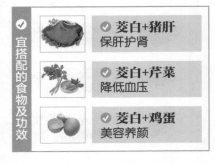

宜搭配的食物及功效

✓ 茭白+猪肝 保肝护肾

✓ 茭白+芹菜 降低血压

✓ 茭白+鸡蛋 美容养颜

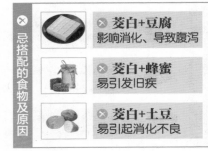

忌搭配的食物及原因

✗ 茭白+豆腐 影响消化、导致腹泻

✗ 茭白+蜂蜜 易引发旧疾

✗ 茭白+土豆 易引起消化不良

· 茭白鸡丁 ·

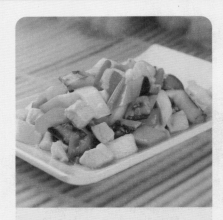

【功效】

本品能缓解低钾血症，稳定血压，还能补充优质蛋白质和多种维生素，适合高血压患者食用。

●**材料：** 鸡胸肉250克，茭白100克，黄瓜100克，胡萝卜90克，彩椒50克，蒜末、姜片、葱段各少许

●**调料：** 盐3克，鸡粉3克，水淀粉、料酒、食用油各适量

●**做法：**

①胡萝卜、黄瓜、茭白洗净切丁；彩椒洗净切块；鸡胸肉切丁，放盐、鸡粉、水淀粉、食用油腌渍；胡萝卜、茭白焯水。

②用油起锅，放葱姜蒜爆香；倒入鸡肉丁、黄瓜、胡萝卜和茭白等，炒熟；放盐、鸡粉、料酒、水淀粉快速炒匀即成。

每日适宜用量：	**100克**	对症营养吃法：	**炒食配餐**

高血压食疗菜

马蹄

防治动脉硬化、保护血管

降压功效

马蹄中富含镁和钾，能帮助排出体内多余的钠，改善动脉硬化；马蹄中还含有一种抗菌成分，对降低血压有一定的效果。

其他功效

马蹄具有清热解毒、凉血生津、利尿通便、化湿祛痰的功效，对黄疸、痢疾、便秘等疾病有食疗作用。

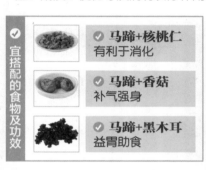

宜搭配的食物及功效

✅ 马蹄+核桃仁
有利于消化

✅ 马蹄+香菇
补气强身

✅ 马蹄+黑木耳
益胃助食

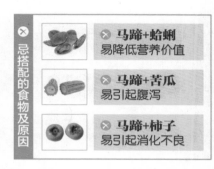

忌搭配的食物及原因

❌ 马蹄+蛤蜊
易降低营养价值

❌ 马蹄+苦瓜
易引起腹泻

❌ 马蹄+柿子
易引起消化不良

· 马蹄炒荷兰豆 ·

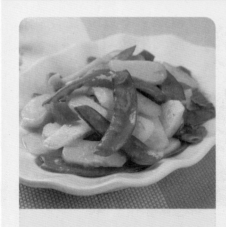

功效

本品可改善动脉粥样硬化，降低血压，保护血管，对心脑血管疾病有一定的食疗功效。

- ●材料：马蹄肉90克，荷兰豆75克，红椒15克，姜片、蒜末、葱段各少许

- ●调料：盐3克，鸡粉2克，水淀粉、食用油各适量

- ●做法：
① 马蹄肉切片；洗好的红椒切块；荷兰豆焯水。
② 用油起锅，放入姜片、蒜末、葱段，爆香；倒入主食材，翻炒匀；加入盐、鸡粉，炒匀调味；倒入水淀粉快速翻炒均匀即成。

食用注意！
①马蹄的收获在冬春两季，选购时，应选择个体大、外皮呈深紫色而且芽短粗的。
②脾胃虚寒、血瘀者及经期女性不宜食用马蹄。

高血压
食疗菜

茄子

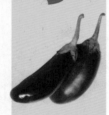

保持血管壁弹
性、舒张血管

食用注意！
① 选购茄子
时，以老嫩适
度、表皮完好
的为佳。
② 虚寒腹泻、
皮肤疮疡、目
疾患者以及孕
妇忌食茄子。

每日适宜用量： 100克　　**对症营养吃法：** 烧菜配餐

降压功效

茄子中的芦丁有助于保持血管壁弹性，防止微血管破裂；茄子中的胆碱可以降低胆固醇，舒张血管。

其他功效

茄子具有活血化瘀、清热消肿、宽肠之效，适用于肠风下血、热毒疮痛、皮肤溃疡等症。茄子还具有抗癌功效。

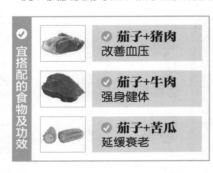

宜搭配的食物及功效

✓ **茄子+猪肉**　改善血压

✓ **茄子+牛肉**　强身健体

✓ **茄子+苦瓜**　延缓衰老

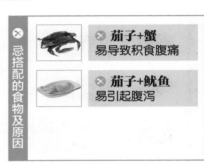

忌搭配的食物及原因

✗ **茄子+蟹**　易导致积食腹痛

✗ **茄子+鱿鱼**　易引起腹泻

· 青豆烧茄丁 ·

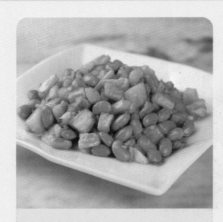

功效

本品能改善血管壁弹性，舒张血管，降低血压，是高血压患者的食疗佳品。

●**材料：** 青豆200克，茄子200克，蒜末、葱段各少许

●**调料：** 盐3克，鸡粉2克，生抽、水淀粉、食用油各适量

●**做法：**
① 茄子洗净切丁，炸至微黄；青豆焯水。
② 锅底留油，放入蒜末、葱段，用大火爆香；倒入青豆、茄子丁，快速炒匀；加入盐、鸡粉，炒匀调味；淋入生抽，翻炒至食材熟软；倒入水淀粉，用大火翻炒匀，至食材熟透，关火后盛出即成。

每日适宜用量： **100克**	对症营养吃法： **炒食配餐**

🥄 降压功效

洋葱含有前列腺素A，能够扩张血管，降低血压，预防血栓的形成。

🥄 其他功效

洋葱有助于提高骨密度，有助于防治骨质疏松症。洋葱含有植物杀菌素，能抵御流感病毒。洋葱富含浓郁的香气，能够增进食欲。

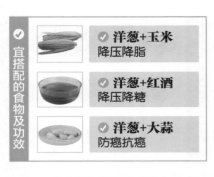

	宜搭配的食物及功效
✔	**洋葱+玉米** 降压降脂
✔	**洋葱+红酒** 降压降糖
✔	**洋葱+大蒜** 防癌抗癌

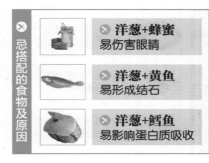

	忌搭配的食物及原因
✘	**洋葱+蜂蜜** 易伤害眼睛
✘	**洋葱+黄鱼** 易形成结石
✘	**洋葱+鳕鱼** 易影响蛋白质吸收

高血压
食疗菜

洋葱

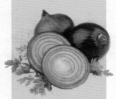

降脂降压、
降糖防癌

· 洋葱炒鱿鱼 ·

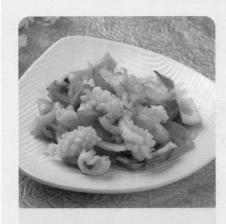

●**材料：** 洋葱100克，鱿鱼80克，红椒15克，姜片、蒜末各少许

●**调料：** 盐3克，鸡粉3克，料酒、水淀粉、食用油各适量

●**做法：**

①洋葱洗净切片；红椒洗净切块；鱿鱼洗净切花刀，切块，加盐、鸡粉、料酒、水淀粉腌渍入味。

②用油起锅，放姜蒜爆香；放鱿鱼卷、洋葱、红椒，翻炒匀；加入盐、鸡粉，炒匀调味；倒入水淀粉，炒匀即成。

功效

本品有助于扩张血管，降低血压，预防血栓的形成，对心脑血管有很好的保护功效。

食用注意！

①选购洋葱时要挑选球体完整、没有损伤的。

②把菜刀放在冷水中浸泡一会儿再切洋葱，不容易刺激眼睛。

高血压 食疗菜

黄瓜

促进血液循环、降低血压

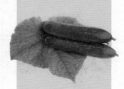

食用注意！
①选购黄瓜时，应选择色泽鲜亮、外表有刺状凸起的为佳。
②脾胃虚弱、胃寒、腹痛腹泻、肺寒咳嗽者忌食黄瓜。

每日适宜用量： 200克　　**对症营养吃法：** 炒食配餐

🖐 降压功效

黄瓜中的芦丁能够保持血管壁弹性，防止微血管破裂，保护血管；黄瓜中的烟酸可以降低胆固醇，降低血压。

🖐 其他功效

黄瓜中的维生素E和黄瓜酶有助于美容养颜；黄瓜中的丙醇二酸能抑制糖类物质转变为脂肪，起到减肥的作用。

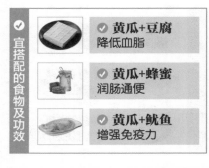

宜搭配的食物及功效

- ✅ **黄瓜+豆腐** 降低血脂
- ✅ **黄瓜+蜂蜜** 润肠通便
- ✅ **黄瓜+鱿鱼** 增强免疫力

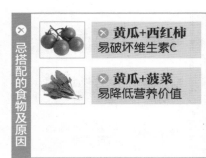

忌搭配的食物及原因

- ❌ **黄瓜+西红柿** 易破坏维生素C
- ❌ **黄瓜+菠菜** 易降低营养价值

·清炒黄瓜片·

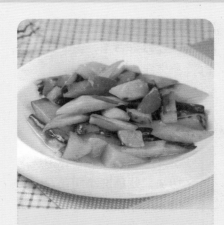

【功效】

本品有助于降低胆固醇，促进血液循环，降低血压，还能清热消暑，适合高血压、高血脂患者食用。

- ●材料：黄瓜170克，红椒25克，蒜末、葱段各少许

- ●调料：盐2克，鸡粉2克，水淀粉、食用油适量

- ●做法：
①黄瓜洗净去皮，切块；红椒洗净切块。
②用油起锅，放蒜末爆香；倒入红椒、黄瓜翻炒；加入盐、鸡粉，倒入水淀粉快速炒匀；放入备好的葱段，再翻炒片刻至葱断生。
③将炒好的食材盛入盘中即成。

每日适宜用量：	**100克**	对症营养吃法：	**炒食配餐**

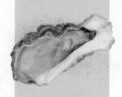

高血压 食疗菜

牡蛎

降低胆固醇浓度

🍲 降压功效

牡蛎中含有锌，能够调节人体内锌与镉的比例，有助于减少因镉过量所引起的血压升高。

🍲 其他功效

牡蛎的钙含量接近牛奶，有助于骨骼、牙齿健康。牡蛎富含核酸，能延缓皮肤老化，减少皱纹的形成，可细肤美容，延年益寿。

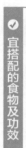
宜搭配的食物及功效

✅ **牡蛎+发菜**
滋阴润阳

✅ **牡蛎+猪肉**
润肠通便

✅ **牡蛎+百合**
润肺调中

❌ 忌搭配的食物及原因

❌ **牡蛎+柿子**
易引起肠胃不适

❌ **牡蛎+糖**
易导致胸闷气短

·清炒牡蛎·

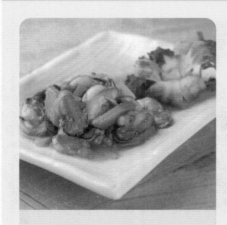

功效

本品有助于降低胆固醇浓度，预防动脉粥样硬化，降低血压，适合心脑血管疾病患者食用。

●材料：牡蛎肉180克，彩椒40克，姜片、葱段各少许

●调料：蚝油3克，料酒、生抽、水淀粉、食用油各适量

●做法：
①洗好的彩椒切成小块；彩椒、牡蛎肉分别焯水。
②用油起锅，放入姜片、葱段，爆香；倒入牡蛎肉、彩椒，拌炒匀；淋入料酒、生抽、蚝油，炒匀调味；倒入水淀粉快速翻炒均匀。
③将炒好的菜肴盛入盘中即成。

食用注意！
①体大肥实、饱满的牡蛎较好。
②新鲜牡蛎在0℃以下可保存5~10天，但其品质会变差，口感也会变化，所以尽量现买现吃。

高血压食疗菜

黑木耳

降低胆固醇、排出毒素

每日适宜用量： 50克　　**对症营养吃法：** 炒食配餐

👐 降压功效

黑木耳中的植物胶原具有很强的吸附性，能吸附胆固醇并排出体外；黑木耳中的钾能够帮助排出体内多余的钠，降低血压。

👐 其他功效

黑木耳具有补气血、滋阴补肾、活血通便等功效，适合贫血、体虚、便秘、痔疮等患者食用。

宜搭配的食物及功效

✓ **黑木耳+马蹄**
补气强身

✓ **黑木耳+猪肉**
保护心脑血管

✓ **黑木耳+银耳**
提高免疫力

忌搭配的食物及原因

✗ **黑木耳+田螺**
易不利消化

✗ **黑木耳+茶**
易妨碍铁的吸收

✗ **黑木耳+鸽肉**
易引发痔疮

食用注意！
①用温水可以加快黑木耳泡发速度。
②脾虚、消化不良或便溏者慎食黑木耳。

·黑木耳炒百合·

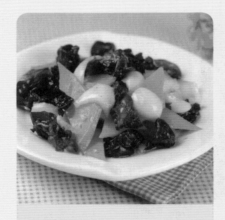

●**材料：** 水发黑木耳50克，鲜百合40克，胡萝卜70克，姜片、蒜末、葱段少许

●**调料：** 盐3克，鸡粉2克，生抽、水淀粉、食用油各适量

●**做法：**
①洗净的胡萝卜切片；发好的木耳切块；分别焯水。
②用油起锅，放葱段、姜片、蒜末爆香；倒入洗净的百合、胡萝卜、木耳炒熟；转小火，加盐、鸡粉、生抽、水淀粉，炒匀即可。

功效

木耳可以排毒降压，百合有安神、美白的功效。本品能帮助排出胆固醇和毒素，降低血压。

每日适宜用量： **100克**　　**对症营养吃法：** **煮汤食用**

👍 降压功效

白萝卜中富含钾元素，可以帮助排出多余的钠，降低血压；白萝卜中的维生素有助于保护血管弹性、稳定血压。

👍 其他功效

白萝卜能够消积滞，化痰清热，下气宽中，还可促进肠胃蠕动，有助于体内废物的排出。

食疗汤 高血压

白萝卜

保持血管弹性、降低血压

宜搭配的食物及功效

✅ **白萝卜+羊肉**
降低血脂

✅ **白萝卜+牛肉**
补益气血

✅ **白萝卜+金针菇**
促进消化

忌搭配的食物及原因

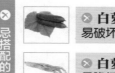
❌ **白萝卜+黄瓜**
易破坏维生素C

❌ **白萝卜+人参**
易降低营养价值

❌ **白萝卜+梨**
易导致肠胃不适

·白萝卜海带汤·

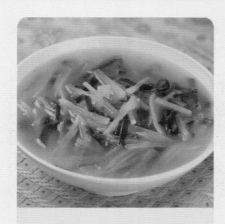

● **材料：** 白萝卜200克，海带180克，姜片、葱花各少许

● **调料：** 盐2克，鸡粉2克，食用油适量

● **做法：**
①洗净去皮的白萝卜切丝；洗好的海带切丝。
②用油起锅，放入姜片爆香，倒入白萝卜丝，海带炒匀；注水，烧开后煮至熟，放入盐、鸡粉。
③把煮好的汤料盛出，装入碗中，撒上葱花即可。

功 效

本品能帮助排出体内多余的钠，降低血压，还能促进肠胃蠕动，缓解便秘，防止因便秘引起的血压升高。

食用注意！
①选购白萝卜时，以个体大小均匀、表面光滑的为优。
②吃白萝卜必须细嚼，使其中的有效成分充分释放出来。

每日适宜用量： 200克　　对症营养吃法： 煮汤食用

高血压食疗汤

西红柿

促进血液循环、降低胆固醇

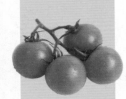

食用注意！

①选购西红柿时，要挑选个大、饱满、色红成熟者。

②西红柿在常温下置通风处能保存3天左右，放入冰箱冷藏可保存5~7天。

降压功效

西红柿中的芦丁能够保持血管壁弹性，防止微血管破裂；烟酸可以降低胆固醇，促进血液循环，降低血压。

其他功效

西红柿具有美容养颜、健胃消食、生津止渴、清热解毒的功效。西红柿中的纤维素有利于排出各种毒素。

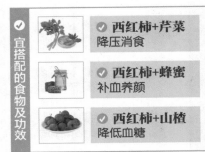

宜搭配的食物及功效

✓ **西红柿+芹菜**
降压消食

✓ **西红柿+蜂蜜**
补血养颜

✓ **西红柿+山楂**
降低血糖

忌搭配的食物及原因

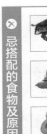

✗ **西红柿+螃蟹**
易引起肠胃不适

✗ **西红柿+红薯**
易引起腹痛腹泻

✗ **西红柿+南瓜**
易降低营养价值

·西红柿土豆汤·

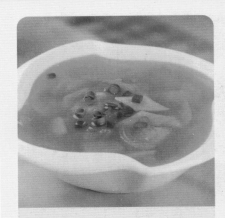

功效

本品能促进血液循环，降低血压，保护心肌，还能开胃，增食欲，适合高血压患者食用。

●材料： 西红柿100克，土豆120克，葱花少许

●调料： 盐2克，鸡粉2克，番茄酱15克，芝麻油、胡椒粉、食用油少许

●做法：

①洗净去皮的土豆切片；洗好的西红柿切块。

②锅中注水烧开，加少许食用油；放入土豆片、西红柿，烧开后用中火煮熟；加番茄酱、鸡粉、盐、胡椒粉、芝麻油，拌匀调味。

③盛入汤碗中，撒上葱花即成。

| 每日适宜用量： | 50克 | 对症营养吃法： | 煮汤食用 |

🍴 降压功效

金针菇富含膳食纤维，有助于吸附肠道中的胆碱，并排出体外，从而降低胆固醇，防治高血压。

🍴 其他功效

金针菇中含有多种维生素和微量元素，具有防癌健体、益智健脑、消炎、抗疲劳的功效，还能辅助防治肺癌。

宜搭配的食物及功效

✅ **金针菇+豆腐**
益智强体

✅ **金针菇+猪肚**
开胃消食

✅ **金针菇+鸡肉**
增强记忆力

忌搭配的食物及原因

❌ **金针菇+牛奶**
易引起消化不良

❌ **金针菇+驴肉**
易引起心脏不适

·金针菇肉丸汤·

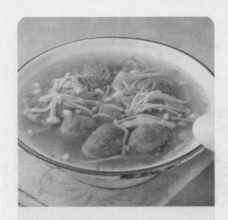

●**材料**：金针菇120克，牛肉丸250克，姜丝、葱花各少许

●**调料**：盐2克，鸡粉2克

●**做法**：

①砂锅中注入适量清水，烧开后倒入牛肉丸，放入姜丝，用小火续煮几分钟。

②放入焯烫过的金针菇，煮开加盐、鸡粉，搅匀调味。

③关火后盛出煮好的汤料，装入碗中，撒上葱花即可。

功效

本品补中益气，健脾开胃，能提高人体免疫力，适合高血压患者食用。

高血压
食疗汤

金针菇

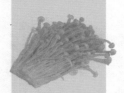

降低胆固醇、抑制血压升高

食用注意！

①新鲜金针菇中的秋水仙碱对胃黏膜和呼吸道黏膜有强烈刺激作用，宜先焯烫后再食用。

②脾胃虚寒者不适合食用金针菇。

高血压食疗汤

竹荪

降低血压、缓解低钾血症

食用注意！
①不要把竹荪放在日光直射、高温潮湿的地方，开封后应尽快食用。
②干品烹制前应先泡发。

每日适宜用量： 30克　　**对症营养吃法：** 炖汤食用

🥄 降压功效

竹荪中的钾元素可以帮助排出体内多余的钠，降低血压。竹荪中的镁和钙相互作用，有助于维持心脏正常功能，促进血液循环，调节血压。

🥄 其他功效

竹荪是名贵的食用菌，具有补气养阴、润肺止咳、清热利湿、滋补益气、宁神健体的功效。

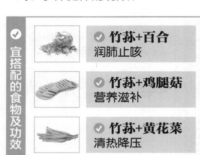

宜搭配的食物及功效

- ✅ **竹荪+百合** 润肺止咳
- ✅ **竹荪+鸡腿菇** 营养滋补
- ✅ **竹荪+黄花菜** 清热降压

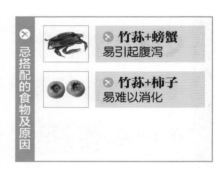

忌搭配的食物及原因

- ❌ **竹荪+螃蟹** 易引起腹泻
- ❌ **竹荪+柿子** 易难以消化

·竹荪炖黄花菜·

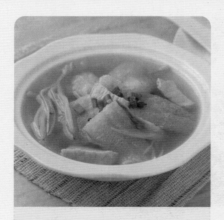

功效

竹荪既是滋补佳品，又能降压；猪瘦肉养阴润燥；黄花菜清热降压。本品能补气养阴，润肺止咳，适合高血压患者食用。

● **材料：** 猪瘦肉130克，水发黄花菜120克，水发竹荪90克，姜片、花椒少许

● **调料：** 盐、鸡粉各2克

● **做法：**
①洗净的竹荪切段；洗好的黄花菜切去根部；洗净的瘦肉切小块。
②砂锅中注水烧开，放入花椒、姜片、瘦肉块、黄花菜、竹荪，煮沸后用小火炖煮约20分钟，加入盐、鸡粉调味，再转大火略煮片刻，至汤汁入味。
③关火后盛入汤碗中即成。

每日适宜用量： **50克**	对症营养吃法： **煮汤食用**

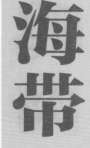

高血压食疗汤

海带

降低胆固醇、降低血压

🍲 降压功效

海带中的褐藻酸能够促进胆固醇的排泄；海带中的钙可以降低对胆固醇的吸收，并且降低血压。

🍲 其他功效

海带中含有大量的碘，是甲状腺机能低下者的最佳食品。海带含有大量的甘露醇，具有利尿消肿的作用。

宜搭配的食物及功效

 ✔ **海带+冬瓜** 降压降脂

 ✔ **海带+绿豆** 活血化瘀

 ✔ **海带+黑木耳** 排出毒素

忌搭配的食物及原因

 ✖ **海带+白酒** 易引起消化不良

 ✖ **海带+甘草** 易不利消化

 ✖ **海带+猪血** 易引起便秘

· 海带蛤蜊排骨汤 ·

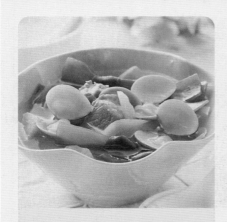

功效

本品有助于降低胆固醇，预防动脉粥样硬化，对于高血压并发高血脂、心脑血管病有一定的食疗功效。

● **材料**：海带结200克，蛤蜊300克，排骨250克，胡萝卜块适量

● **调料**：盐4克，姜片适量

● **做法**：

①蛤蜊入淡盐水，待其吐沙后洗净。

②排骨切块焯去血水，冲净。

③将排骨、姜、胡萝卜加适量水煮沸，炖至食材熟透，下入洗净的海带结继续炖；待海带熟后，转大火加蛤蜊，待蛤蜊开口时，加盐调味即可。

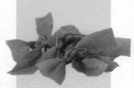

食用注意！

①食用海带前要先洗净浸泡。

②孕妇、甲状腺功能亢进患者忌食海带。

高血压食疗汤

鸭肉

保护血管、降低血压

> 每日适宜用量：**100克**　对症营养吃法：**煮汤食用**

🥄 降压功效

鸭肉中含有不饱和脂肪酸，有助于效抑制胆固醇和甘油三酯的生成，可以降低血压，保护心血管。

🥘 其他功效

鸭肉具有养胃滋阴、清肺解热、利水消肿的功效。鸭肉中含有B族维生素，能预防脚气病、神经炎和多种炎症。

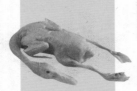

宜搭配的食物及功效

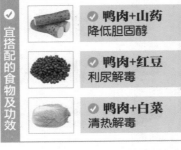

✔ **鸭肉+山药**
降低胆固醇

✔ **鸭肉+红豆**
利尿解毒

✔ **鸭肉+白菜**
清热解毒

忌搭配的食物及原因

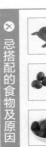

✖ **鸭肉+鳖肉**
易引起水肿泄泻

✖ **鸭肉+栗子**
易引起肠胃不适

✖ **鸭肉+杨梅**
易引起肠胃不适

食用注意！
①鸭肉性凉，脾胃虚寒、经常腹泻者不宜多食。
②炖鸭肉时加少许陈皮，不仅能去除鸭肉的腥味，还能为汤品增香。

·黄豆马蹄鸭肉汤·

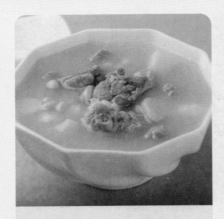

[功效]

本品能养胃滋阴，清肺解热，降低血压，保护心血管，适合高血压患者食用。

●**材料：** 鸭肉块500克，马蹄110克，水发黄豆120克，姜片20克，葱花少许

●**调料：** 料酒适量，盐2克，鸡粉2克

●**做法：**
①马蹄洗净去皮；鸭块焯去血水，捞出待用。
②砂锅中注入适量清水烧开，倒入洗净的黄豆，加入马蹄，放入焯过水的鸭块，撒上姜片，淋入料酒，烧开后用小火炖至食材熟透，加入盐、鸡粉，撒上葱花即可。
③关火后盛入汤碗中即成。

每日适宜用量： 50克	对症营养吃法： 熬粥食用

🖐 降压功效

黑米中含有硒元素，有助于预防脂肪在血管壁上沉积，对预防动脉粥样硬化和高血压有一定疗效。

🖐 其他功效

黑米具有健脾开胃、补肝明目、滋阴补肾、益气强身的功效，是抗衰美容、防病强身的滋补佳品。

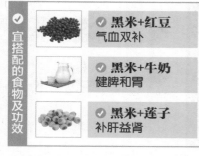

宜搭配的食物及功效

✓ 黑米+红豆
气血双补

✓ 黑米+牛奶
健脾和胃

✓ 黑米+莲子
补肝益肾

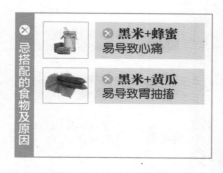

忌搭配的食物及原因

✗ 黑米+蜂蜜
易导致心痛

✗ 黑米+黄瓜
易导致胃抽搐

高血压
食疗粥

黑米

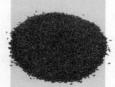

降低血压

· 黑米红豆粥 ·

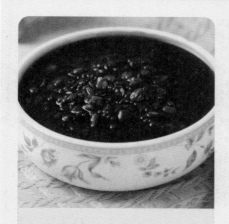

● 材料：黑米120克，大米150克，水发红豆50克

● 做法：
①砂锅中注入适量清水烧开，倒入洗好的红豆、黑米。
②放入洗净的大米，搅拌均匀，烧开后用小火煮至食材熟透。
③关火后盛出煮好的粥，装入碗中，稍微放凉后即可食用。

功效

本品补血益气，能促进血液循环，保护血管，降低血压动脉粥样硬化，预防高血压。

食用注意！
①黑米不易煮烂，煮之前最好先浸泡。
②优质的黑米粒大饱满、黏性强。

高血压 食疗粥

小米

抑制血管收缩

食用注意！
①小米不宜长时间浸泡或用热水淘洗，以免其维生素大量损失。
②小米搭配其他杂粮或肉类煮粥食用营养均衡，更易被吸收。

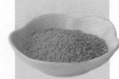

每日适宜用量： 50~100克　　**对症营养吃法：** 熬粥食用

🍚 降压功效

小米中的B族维生素能够解除疲劳，降低胆固醇，维护心脏和血管健康，小米中的钙、磷、镁等矿物质能够抑制血管收缩，有助于降低血压。

🍚 其他功效

小米能健脾和胃，对体虚、脾胃虚寒、反胃呕吐、腹泻有较好的食疗效果。

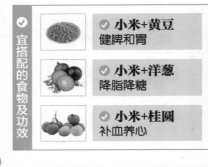

宜搭配的食物及功效

✅ **小米+黄豆** 健脾和胃

✅ **小米+洋葱** 降脂降糖

✅ **小米+桂圆** 补血养心

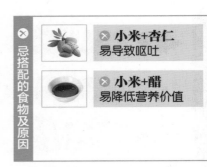

忌搭配的食物及原因

❌ **小米+杏仁** 易导致呕吐

❌ **小米+醋** 易降低营养价值

·牛奶鸡蛋小米粥·

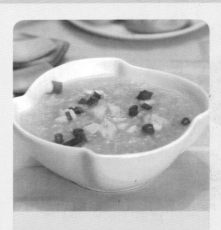

●**材料：** 牛奶50克，鸡蛋1个，小米100克

●**调料：** 白糖5克，葱花少许

●**做法：**
①小米洗净，浸泡片刻；鸡蛋煮熟后切碎，备用。
②锅中注入清水，放入小米，煮至八成熟。
③倒入牛奶，煮至米烂，再放入鸡蛋，加白糖调匀，撒上葱花即可。

功效

本品能补脾胃，益气血，有降低血压、保护血管的功效。

每日适宜用量： **50克** | 对症营养吃法： **熬粥食用**

🥄 降压功效

薏米中的有效成分有助于扩张血管，促进血液循环，降低血压；薏米利水消肿，可缓解高血压引起的肿胀。

🥄 其他功效

薏米具有利水渗湿、解热镇痛、健脾止泻、除痹排脓等功效，是一种药食两用的营养食品。

宜搭配的食物及功效

✅ **薏米+银耳**
健脾和胃

✅ **薏米+香菇**
防癌抗癌

忌搭配的食物及原因

❌ **薏米+菠菜**
易降低营养价值

❌ **薏米+杏**
易引起呕吐

❌ **薏米+海带**
易引发静脉曲张

食疗粥 高血压

薏米

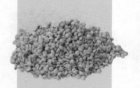

扩张血管、降低血压

· 薏米红薯粥 ·

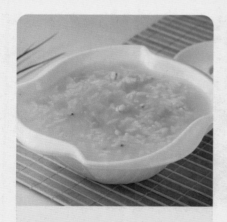

●材料：薏米100克，红薯150克，大米180克

●调料：冰糖25克

●做法：

①洗净去皮的红薯切块，备用。

②砂锅中注入适量清水烧开，倒入大米、红薯块，放入洗好的薏米；烧开后用小火煮至粥浓稠，放入冰糖，续煮至冰糖溶化。

③关火后盛入碗中即可。

功效

本品利水渗湿，润肠通便，健脾止泻，降低血压，适合高血压患者食用。

食用注意！
①薏米最好和其他细粮、粗粮搭配，既能均衡营养，口感也好。
②夏季常吃薏米有助于清热解暑，阴虚火旺、燥热、心烦者也应常吃。

食疗粥 高血压

红豆

利水消肿、
排钠降压

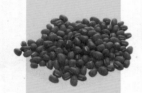

食用注意！
①选购红豆要选择那些颗粒饱满、色泽自然红润、大小均匀的。
②红豆最适宜煮粥食用，也可以做成红豆沙。

| 每日适宜用量： | 50克 | 对症营养吃法： | 熬粥食用 |

👍 降压功效

红豆中富含镁、钙、钾、铁等元素，有助于促进血液循环，降低血压、保护血管。

👍 其他功效

红豆具有利尿消肿的功效，能够有效缓解水肿；红豆中富含膳食纤维，可以缓解便秘等症状。

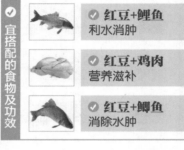

宜搭配的食物及功效

✅ **红豆+鲤鱼** 利水消肿

✅ **红豆+鸡肉** 营养滋补

✅ **红豆+鲫鱼** 消除水肿

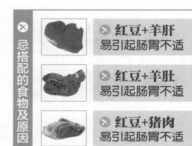

忌搭配的食物及原因

❌ **红豆+羊肝** 易引起肠胃不适

❌ **红豆+羊肚** 易引起肠胃不适

❌ **红豆+猪肉** 易引起肠胃不适

·茅根红豆粥·

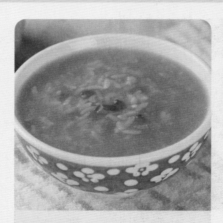

●材料：大米150克，红豆90克，茅根50克

●调料：白糖25克

●做法：
①砂锅中注入适量清水烧开，放入洗净的茅根，倒入洗好的红豆，用小火煮约15分钟。
②揭开盖，捞出茅根，倒入洗净的大米，搅拌匀，用小火煮至食材熟透；放入白糖，拌匀，煮至其溶化。
③关火后盛入碗中即成。

功效

本品利水补血，清热解毒，可缓解高血压头痛、烦躁、头晕等症状，是高血压患者的食疗佳品。

每日适宜用量： **50克**　　对症营养吃法： **熬粥食用**

👍 降压功效

　　绿豆富含膳食纤维，可降低肠道对胆固醇的吸收，从而改善动脉粥样硬化，降低血压。

👍 其他功效

　　绿豆清热解毒，能清暑益气，止渴利尿，补充水分和无机盐。绿豆有助于抗过敏，抗菌，抑菌，增强机体免疫功能。

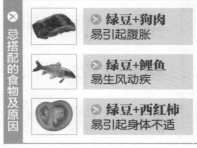

宜搭配的食物及功效

✅ **绿豆+南瓜**
清肺降糖

✅ **绿豆+金银花**
预防中暑

✅ **绿豆+百合**
解渴润燥

忌搭配的食物及原因

❌ **绿豆+狗肉**
易引起腹胀

❌ **绿豆+鲤鱼**
易生风动疾

❌ **绿豆+西红柿**
易引起身体不适

食疗粥 高血压

绿豆

清热解毒、降低血压

食用注意！
①绿豆皮中有多种维生素，吃绿豆应尽量保留皮。
②选购绿豆要挑选鲜绿色、无霉烂、无虫口、无变质的。

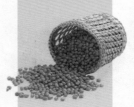

· 丝瓜绿豆粥 ·

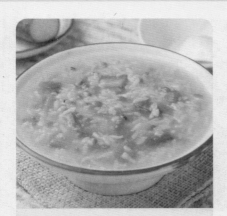

● 材料：丝瓜150克，绿豆90克，大米150克

● 做法：
①洗净的丝瓜切条切成丁。
②锅中注入适量清水烧开，倒入洗净的绿豆、大米拌匀，用小火煮至食材熟透；倒入丝瓜丁，搅拌匀，用小火续煮至丝瓜熟软。
③关火后揭盖，盛出煮好的粥，装入碗中即可。

【 **功 效** 】

本品有较好的利尿作用，能帮助排出体内多余的钠，调整钠所引起的血压升高，适合高血压患者食用。

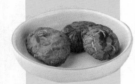

高血压
食疗粥

香菇

预防动脉粥样硬化

| 每日适宜用量：| **50克** | 对症营养吃法：| **熬粥食用** |

降压功效

香菇中含有香菇多糖等物质，有降血压、降胆固醇的作用，有助于预防动脉硬化、冠心病、肝硬化等疾病。

其他功效

香菇提取物对皮肤有多种有益作用，有助于清除人体内的过氧化氢，具有延缓衰老的功效。

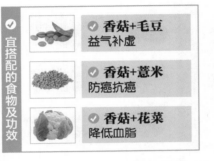

宜搭配的食物及功效

☑ **香菇+毛豆**
益气补虚

☑ **香菇+薏米**
防癌抗癌

☑ **香菇+花菜**
降低血脂

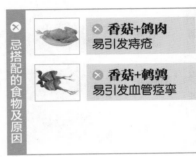

忌搭配的食物及原因

✕ **香菇+鸽肉**
易引发痔疮

✕ **香菇+鹌鹑**
易引发血管痉挛

· 香菇大米粥 ·

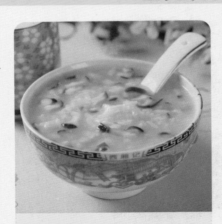

功效

本品补中益气，能提高机体免疫力，清除自由基，延缓衰老，改善高血压患者体质。

● 材料：大米120克，鲜香菇30克

● 调料：盐、食用油各适量

● 做法：
①洗好的香菇切成丁，备用。
②砂锅中注入适量清水烧开，倒入洗净的大米，搅拌均匀，烧开后用小火煮至熟软；倒入香菇粒，搅拌匀，煮至断生；加入盐、食用油，搅拌至食材入味。
③关火后盛出煮好的粥，装入碗中，待稍微放凉即可食用。

食用注意！
① 选购香菇时，以新鲜、有清香、无异味的为佳。
②香菇为动风食物，脾胃寒湿、过敏、气滞者忌食。

| 每日适宜用量： | **50克** | 对症营养吃法： | **熬粥食用** |

🥢 降压功效

南瓜中的果胶有助于减少胆固醇吸收，降低血液黏稠度，保护血管，稳定血压。

🥢 其他功效

南瓜具有补中益气、消炎止痛、化痰排脓、解毒杀虫的功效。南瓜富含膳食纤维有助于促进肠胃蠕动，有润肠通便的功效。

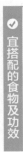

宜搭配的食物及功效

 ✅ **南瓜+莲子**
降低血压

 ✅ **南瓜+牛肉**
补脾健胃

 ✅ **南瓜+芦荟**
美白肌肤

忌搭配的食物及原因

❌ **南瓜+辣椒**
易破坏维生素C

❌ **南瓜+菠菜**
易降低营养价值

❌ **南瓜+虾**
易引起腹泻

食疗粥 高血压

南瓜

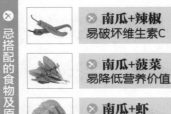

降低血压 维持血管弹性、

· 红豆南瓜粥 ·

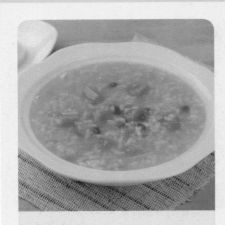

功效

本品补中益气，有降血压的功效，有利于预防血压升高。

●材料：红豆85克，大米100克，南瓜120克

●做法：
①洗净去皮的南瓜切成丁，备用。
②砂锅中注水烧开，倒入洗净的大米，加入红豆，搅拌匀，用小火煮至食材软烂；倒入南瓜丁，搅拌匀，用小火续煮至全部食材熟透。
③将煮好的红豆南瓜粥盛出，装入汤碗中即成。

食用注意！
① 选购南瓜时，应挑选外形完整、瓜蒂连着瓜身的新鲜南瓜。
② 南瓜切开后，可将南瓜子去掉，用保鲜袋装好后放入冰箱冷藏保存。

山楂

软化血管、降低血压

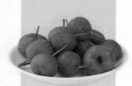

食用注意！

①北山楂以个大、皮红、肉厚者为佳；南山楂以个匀、色红、质坚者为佳。

②脾胃虚弱者慎食山楂。胃酸过多、有吞酸或吐酸者慎食。

每日适宜用量： **25克** 　　 对症营养吃法： **熬粥食用**

降压功效

山楂含有丰富的黄酮类、有机酸类、三萜类生物活性物质，有利于降低血液中胆固醇、甘油三酯含量，从而降低血压。

其他功效

山楂具有消食化积、理气散瘀、收敛止泻、杀菌等功效。山楂所含维生素C和酸类物质可助消化。

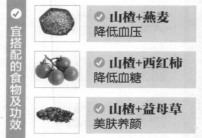

宜搭配的食物及功效

- ✓ **山楂+燕麦** 降低血压
- ✓ **山楂+西红柿** 降低血糖
- ✓ **山楂+益母草** 美肤养颜

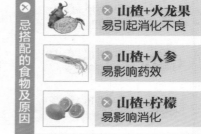

忌搭配的食物及原因

- ✗ **山楂+火龙果** 易引起消化不良
- ✗ **山楂+人参** 易影响药效
- ✗ **山楂+柠檬** 易影响消化

·罗布麻山楂粥·

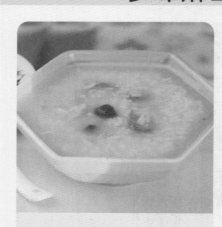

【功效】

本品有利于扩张冠状动脉，软化血管，降低血压，适合高血压患者食用。

● 材料： 罗布麻6克，干山楂30克，大米170克

● 调料： 冰糖25克

● 做法：

①砂锅中注水烧开，放入洗净的罗布麻，拌匀，用小火煮15分钟。

②揭开盖，将罗布麻捞出，倒入备好的大米、山楂，搅拌均匀，用小火煮至食材熟透；放入备好的冰糖搅拌片刻，煮至冰糖完全溶化。

③关火后将煮好的粥盛入碗中即成。

每日适宜用量： **100克**	对症营养吃法： **熬粥食用**

降压功效

虾含有丰富的镁，能保护心血管系统，可改善动脉粥样硬化，同时还能扩张冠状动脉，有利于预防高血压。

其他功效

虾具有补肾、壮阳、通乳之功效，所含有的微量元素硒能有效预防癌症。

宜搭配的食物及功效

 ☑ **虾+豆腐** 利于消化

 ☑ **虾+葱** 益气、下乳

 ☑ **虾+枸杞** 补肾壮阳

忌搭配的食物及原因

 ☒ **虾+西瓜** 易降低免疫力

 ☒ **虾+南瓜** 易引发腹泻

 ☒ **虾+猕猴桃** 易引起过敏

右侧竖栏：**高血压** 食疗粥 **虾**

防止动脉粥样硬化

· 韭菜鲜虾粥 ·

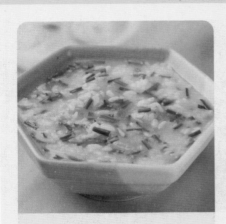

●**材料**：韭菜100克，基围虾120克，大米170克，姜丝少许

●**调料**：盐3克，鸡粉2克，芝麻油、食用油少许

●**做法**：
①洗净的韭菜切段；洗好的基围虾去掉虾线。
②砂锅注水烧开，倒入洗净的大米，加少许食用油搅匀，用小火煮30分钟；下入姜丝、基围虾拌匀，用小火煮5分钟；放盐、鸡粉、韭菜、芝麻油搅拌匀，煮约1分钟即成。

功效

本品能保护心血管系统，减少血液中胆固醇含量，防止动脉粥样硬化。

食用注意！
①新鲜的虾体形完整，外壳硬实，头体紧紧相连，有光泽。
②食用的时候要先将虾线挑出。

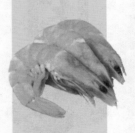

高血压食疗粥

牛肉

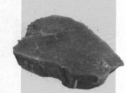

减少高血压发病率

每日适宜用量：**100克**　　对症营养吃法：**熬粥食用**

👍 降压功效

牛肉中的锌元素有助于降低血脂，防止动脉粥样硬化，稳定血压。

👍 其他功效

牛肉能补脾胃，益气血，强筋骨，对虚损羸瘦、消渴、脾弱不运、腰膝酸软、久病体虚、面色萎黄、头晕目眩等病症有食疗作用。

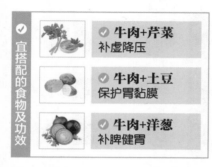

宜搭配的食物及功效

- ✔ **牛肉+芹菜** 补虚降压
- ✔ **牛肉+土豆** 保护胃黏膜
- ✔ **牛肉+洋葱** 补脾健胃

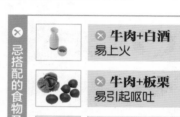

忌搭配的食物及原因

- ✘ **牛肉+白酒** 易上火
- ✘ **牛肉+板栗** 易引起呕吐
- ✘ **牛肉+橘子** 易妨碍营养吸收

·糙米牛肉粥·

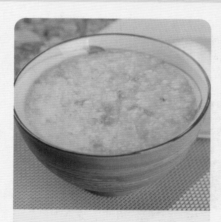

● **材料：** 大米70克，牛肉末55克，白菜75克，雪梨60克，洋葱30克，糙米碎50克，白芝麻少许

● **调料：** 芝麻油适量

● **做法：**

①白菜洗净切末；洋葱洗净切粒；雪梨洗净去皮切末；牛肉末放洋葱、雪梨、白芝麻、芝麻油拌匀腌渍。

②砂锅烧热，倒入芝麻油，倒入牛肉炒匀；注水，放入大米，烧开后小火煮20分钟，倒入糙米碎、白菜拌匀，小火煮10分钟至熟即成。

功效

本品能益气强身，滋补和胃，还能减少因镉过量所引起的血压升高，预防高血压。

食用注意！

①薏米最好和其他细粮、粗粮搭配，既能均衡营养，口感也好。

②夏季常吃薏米有助于清热解暑，阴虚火旺、燥热、心烦者也应常吃。

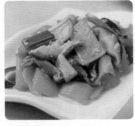

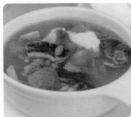

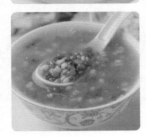

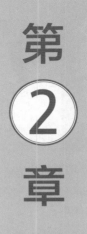

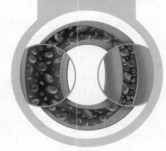

第2章

心脑血管类疾病

菜汤粥 ｜ 食疗

所谓心脑血管疾病，就是心脏血管和脑血管疾病的统称。心脑血管疾病是一种严重威胁人类健康，特别是中老年人群的常见疾病。其病因一般与动脉硬化有关，表现为动脉血管内壁有脂肪、胆固醇等的沉积，并伴随着纤维组织形成和钙化等病变。心脑血管疾病的食疗应围绕着阻止或者减缓这些病变而开展。注意平常的饮食选择和控制，以期达成辅助治疗、减缓疾病发展的目的。

心脑血管 疾病—食疗菜

芹菜

增加血管弹性、降压降胆固醇

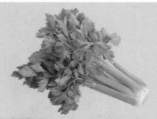

| 每日适宜用量：**200克** | 对症营养吃法：**凉拌或炒食** |

🥢 保护血管功效

　　芹菜中的维生素P可降低毛细血管的通透性，增加血管弹性，防止毛细血管破裂，从而起到降压的作用。

● 芹菜详细介绍见P002

·醋拌芹菜·

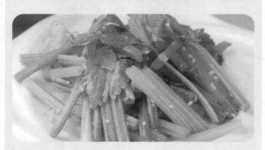

● **材料**：芹菜梗200克，彩椒10克，芹菜叶25克，熟白芝麻少许

● **调料**：盐2克，白糖3克，陈醋、芝麻油适量

● **做法**：
① 洗净的彩椒切丝；洗好的芹菜梗切段，焯水；嫩芹菜叶洗净。
② 将焯过水的食材倒入碗中，放入芹菜叶、盐、白糖、陈醋、芝麻油、白芝麻，搅拌均匀至食材入味即成。

> **功效** 本品能够健胃清热，利水消肿，适合冠状动脉粥样硬化、高血压、水肿患者食用。

·芹菜烧豆腐·

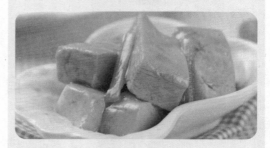

● **材料**：芹菜40克，豆腐220克，蒜末少许

● **调料**：盐3克，鸡粉少许，生抽、老抽、水淀粉、食用油各适量

● **做法**：
① 洗净的芹菜切段；豆腐切块，焯水。
② 起锅，注油烧热，倒入蒜末爆香；放芹菜炒匀；注水，加生抽、盐、鸡粉、豆腐，煮沸，加老抽拌匀，煮至豆腐入味；倒入水淀粉炒匀，使汤汁浓稠。
③ 起锅，盛入盘中即成。

> **功效** 本品有利于保护血管，增加血管弹性，既能降压，也能补钙。

·百合鲜芹肉片·

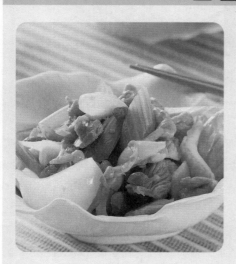

●材料：百合1个，芹菜1根，黄花菜100克，猪瘦肉片200克

●调料：盐3克，枸杞子少许，酱油适量

●做法：

①猪瘦肉片用油及酱油腌渍；黄花菜泡水；芹菜洗净切段；百合洗净撕成瓣。

②用热油爆炒肉片至变色，盛出待用。

③锅留底油烧热，放入黄花菜、百合、芹菜翻炒；放入盐，再放入肉片拌炒，撒上枸杞子，加盐调味即可。

[功效]

本品能补血活血，适合缺血性心脏病患者食用。

·清炒海米芹菜丝·

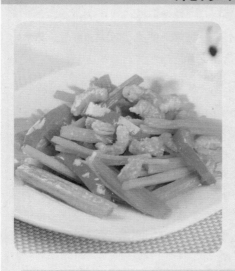

●材料：海米20克，芹菜150克，红椒20克

●调料：盐2克，鸡粉2克，料酒、水淀粉、食用油各适量

●做法：

①洗净的芹菜切段；洗好的红椒切丝；海米焯水。

②用油起锅，放入海米爆香，淋入料酒炒匀；倒入芹菜炒匀；加盐、鸡粉，炒匀调味；倒入水淀粉快速翻炒均匀。

③将炒好的食材盛出，装入盘中即可。

[功效]

本品能补血，保护心脏，适合缺血性心脏病患者食用。

心脑血管

疾病——食疗菜

胡萝卜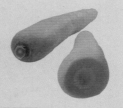

增加冠状动脉血流量、降低血脂

每日适宜用量： 100克　　**对症营养吃法：** 炒食配餐

🍵 保护血管功效

　　胡萝卜所含的一些成分，如槲皮素、山奈酚有助于增加冠状动脉血流量，降低血脂，促进肾上腺素的合成，还有降压、强心作用，是高血压、冠心病患者的食疗佳品。

● 胡萝卜详细介绍见P006

· 胡萝卜炒豆芽 ·

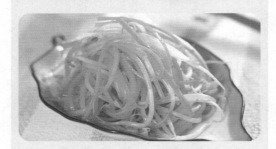

●材料：胡萝卜、豆芽各100克

●调料：盐3克，鸡精2克，醋、香油各适量

●做法：
①胡萝卜去皮洗净，切丝；豆芽洗净备用。
②锅注油烧热，放入胡萝卜、豆芽炒熟，加入适量盐、鸡精、醋、香油炒匀，盛出即成。

功效 本品能补充多种维生素，保护心脏和血管，非常适合缺血性心脏病患者食用。

· 胡萝卜丝烧豆腐 ·

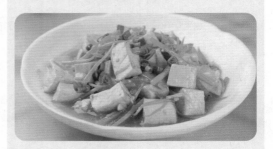

●材料：胡萝卜85克，豆腐200克，蒜末、葱花各少许

●调料：盐3克，鸡粉2克，生抽、老抽、水淀粉、食用油适量

●做法：
①豆腐洗净切小方块，胡萝卜去皮切丝，分别焯水至食材七成熟，捞出待用。
②用油起锅，放蒜末爆香；加豆腐、胡萝卜丝翻炒；加水、盐、鸡粉、生抽、老抽拌匀，煮入味；加水淀粉、葱花炒匀即成。

功效 本品健脾和胃，降压补钙，是高血压、冠心病患者的食疗佳品。

·胡萝卜炒黑木耳·

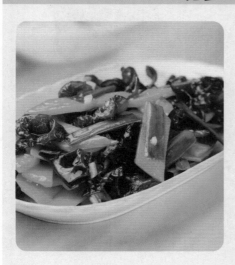

●材料：黑木耳50克，胡萝卜90克，葱丝、姜丝、蒜末各少许

●调料：盐3克，鸡粉2克，料酒、水淀粉、生抽、食用油各适量

●做法：

①胡萝卜、黑木耳洗净切丝，分别焯水。

②用油起锅，放姜丝、蒜末爆香，倒入胡萝卜、黑木耳翻炒。

③淋料酒，加盐、鸡粉炒匀，淋生抽调味；水淀粉勾芡，放葱丝炒香即可。

[功效]

本品健脾和胃，补肝明目，清热解毒，适用于心脑血管疾病、肠胃不适、便秘等症。

·胡萝卜炒菠菜·

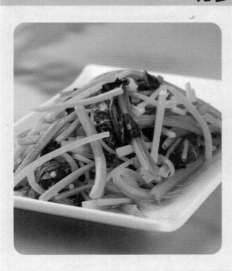

●材料：菠菜180克，胡萝卜90克，蒜末少许

●调料：盐3克，鸡粉2克，食用油适量

●做法：

①胡萝卜洗净去皮切细丝；菠菜去根部，洗净，切成段。

②锅中注水烧开，放入胡萝卜丝、盐，搅匀，煮至食材断生后捞出待用。

③用油起锅，放入蒜末爆香，倒入菠菜，炒至变软，放入胡萝卜丝，炒匀，加入盐、鸡粉，炒匀盛出即成。

[功效]

本品具有滋阴清热、增强免疫力等功效，适合心脑血管疾病者食用。

疾病—食疗菜 心脑血管

茄子

增强血管弹性

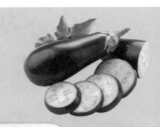

每日适宜用量： 100克　　**对症营养吃法：** 蒸食配餐

🍲 保护血管功效

茄子中富含维生素P，它可以增强人体细胞间的黏着力，增强毛细血管的弹性，降低脆性及渗透性，防治微血管破裂出血，预防心脑血管疾病。

● 茄子详细介绍见P014

·捣茄子·

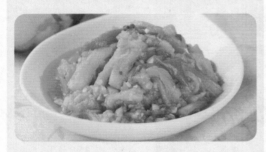

● **材料：** 茄子200克，青椒40克，红椒45克，蒜末、葱花各少许

● **调料：** 番茄酱15克，生抽、陈醋、芝麻油、盐、食用油各适量

● **做法：**
①茄子洗净去皮切条；青椒、红椒洗净。
②青椒、红椒炸至虎皮状，捞出待用。
③蒸锅加水烧开，放入茄子蒸熟，取出捣碎，倒入青椒、红椒及蒜末，继续捣碎，加入调味料搅拌即可。

> **功效** 本品清热解毒，活血化瘀，宽肠消肿，适用于老年人心脑血管疾病、便秘等症。

·茄子炒豆角·

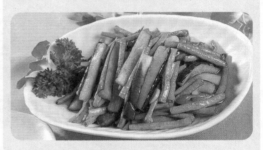

● **材料：** 茄子、豆角各200克

● **调料：** 盐、味精各3克，辣椒15克，酱油、香油适量

● **做法：**
①茄子、辣椒洗净，切段；豆角撕去荚丝，洗净、切段。
②油锅烧热，放辣椒爆香，下入茄子、豆角，大火煸炒。
③下入盐、味精、酱油、香油调味，翻炒均匀即成。

> **功效** 本品能保护血管，适合心脑血管疾病患者食用。

黄瓜

抑制血小板聚集、预防心肌梗死

| 每日适宜用量： | **200克** | 对症营养吃法： | **炒食配餐** |

疾病——食疗菜

心脑血管

🥄 保护血管功效

　　黄瓜含有丰富的膳食纤维，膳食纤维对促进人体肠道代谢和降低胆固醇有一定作用。黄瓜还有抗自由基氧化、抑制血小板聚集的功效，有助于降低心肌梗死的发病率。

● 黄瓜详细介绍见P016

· 醋熘黄瓜 ·

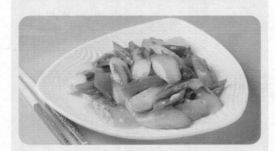

● 材料： 黄瓜200克，彩椒45克，青椒25克，蒜末少许

● 调料： 盐2克，白糖3克，白醋、水淀粉、食用油适量

● 做法：
①彩椒、青椒、黄瓜洗净切块，备用。
②用油起锅，放入蒜末爆香，倒入黄瓜、青椒块、彩椒块，翻炒至熟软，放入盐、白糖、白醋、水淀粉，快速翻炒均匀即可。

> **功效** 本品具有除湿利尿、降脂镇痛、清热解毒的功效，可以用于缓解老年人心脑血管疾病。

· 彩椒炒黄瓜 ·

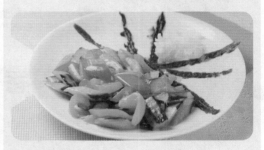

● 材料： 黄瓜200克，彩椒100克

● 调料： 盐6克，味精3克

● 做法：
①黄瓜洗净，切成斜片状；彩椒洗净，切成块。
②锅中加水烧沸，下入黄瓜片、彩椒片焯水后捞出。
③将所有原材料下入油锅中，加入调味料爆炒2分钟即可。

> **功效** 本品能保护血管，适合心脑血管病患食用。

疾病—食疗菜

心脑血管

豌豆

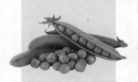

降低体内甘油三酯的含量

食用注意！
豌豆吃太多会腹胀，易产气，尿路结石、皮肤病和慢性胰腺炎患者不宜食用。

🤚 保护血管功效

吃豌豆可以降低体内甘油三酯的含量，减少心脏病的发生概率，降低胆固醇。

🤚 其他功效

豌豆有和中益气、解疮毒、通乳及消肿功效，可增强人体新陈代谢功能，帮助预防心脏病及多种癌症，使皮肤润滑，抑制黑色素生成。

宜搭配的食物及功效

 ✅ **豌豆+虾仁**
提高营养价值

 ✅ **豌豆+蘑菇**
消除食欲不佳

 ✅ **豌豆+面粉**
提高营养价值

忌搭配的食物及原因

 ❌ **豌豆+蕨菜**
易降低营养价值

 ❌ **豌豆+菠菜**
易影响钙的吸收

 ❌ **豌豆+羊肉**
易引起人体不适

·香菇豌豆炒笋丁·

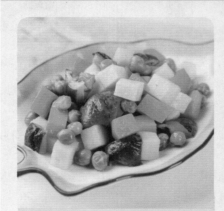

●**材料：** 水发香菇65克，竹笋85克，胡萝卜70克，豌豆50克

●**调料：** 盐2克，鸡粉2克，食用油适量

●**做法：**
①竹笋、胡萝卜洗净切丁，焯水；香菇洗净切块。
②用油起锅，倒入焯过水的食材炒匀；加入盐、鸡粉，炒匀调味，盛出即成。

功效

本品含有大量不饱和脂肪酸，有利于清除血液中有害的胆固醇，防止动脉硬化，预防缺血性心脏病。

| 每日适宜用量：**200克** | 对症营养吃法：**炒食配餐** |

花菜

🥦 保护血管功效

　　花菜含有的类黄酮可以防止感染，也是很好的血管清理剂，可阻止胆固醇氧化，防止血小板凝结成块，减少心脏病与脑卒中的发病率。

🥦 其他功效

　　花菜具有爽喉、开音、润肺、止咳等功效。

宜搭配的食物及功效

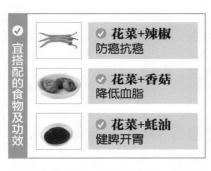

- ✔ **花菜+辣椒**　防癌抗癌
- ✔ **花菜+香菇**　降低血脂
- ✔ **花菜+蚝油**　健脾开胃

忌搭配的食物及原因

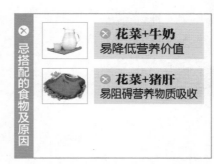

- ✘ **花菜+牛奶**　易降低营养价值
- ✘ **花菜+猪肝**　易阻碍营养物质吸收

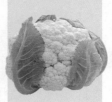

血小板凝结　氧化、防止　阻止胆固醇

·糖醋花菜·

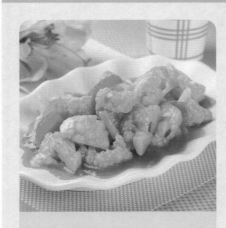

- ●材料：花菜350克，红椒35克，蒜末、葱段各少许
- ●调料：番茄汁25克，盐3克，白糖、料酒、水淀粉、食用油适量
- ●做法：
  ①花菜洗净切块，洗好的红椒切块，分别焯水至食材断生，捞出待用。
  ②用油起锅，放蒜末、葱段爆香，倒入焯煮过的食材翻炒，淋料酒，注水，放番茄汁、白糖拌匀溶化。
  ③加盐调味，用水淀粉勾芡即可。

食用注意！
①用花菜制作凉菜时不宜加酱油。
②尿路结石患者不宜食用。

功效

本品清热解毒，温中下气，适用于冠心病、心脏病、中风等症患者。

·奶香口蘑烧花菜·

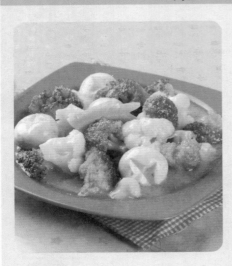

●材料：花菜、西蓝花各180克，口蘑100克，牛奶100毫升

●调料：盐、鸡粉各2克，料酒、水淀粉、食用油适量

●做法：
①洗净的花菜切小块；洗好的西蓝花切小朵；口蘑洗净打上十字花刀。
②口蘑、花菜、西蓝花焯水。
③用油起锅，倒入焯煮好的食材，加入料酒、清水、牛奶，煮熟；加调味料即成。

功效

本品有利于阻止胆固醇氧化，防止血小板凝结成块，从而减少心脏病的发生几率。

·双花牛肉·

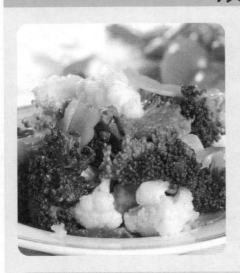

●材料：牛肉300克，花菜、西蓝花、胡萝卜各适量

●调料：蒜末、姜末、盐、酱油、料酒、白糖、水淀粉、味精各适量

●做法：
①所有原材料洗净；牛肉切片，加调味料腌渍。
②牛肉片过油，盛出；锅底留油，爆香蒜末、姜末；下胡萝卜片翻炒，放花菜、西蓝花，炒到八成熟放入牛肉片；加料酒、盐、白糖、味精、水淀粉炒匀即成。

功效

本品能温中益气，保护心脏，适合缺血性心脏病患者食用。

每日适宜用量： **100克**	对症营养吃法： **炒食配餐**

🥄 保护血管功效

扁豆高钾低钠，经常食用有利于保护心脑血管，调节血压；它含有丰富的镁，有利于降低血清胆固醇，对预防心脑血管疾病有益。

🥄 其他功效

扁豆能健脾和中，消暑清热，解毒消肿，适用于脾胃虚弱、便溏、体倦乏力等病症。

心脑血管

疾病—食疗菜

扁豆

保护心脑血管、调节血压

	宜搭配的食物及功效		
✓		 ✓ 扁豆+花菜 补肾健脾	
		✓ 扁豆+鸡肉 添精补髓	
		✓ 扁豆+猪肉 补中益气	

	忌搭配的食物及原因	
✗		✗ 扁豆+空心菜 影响消化吸收
		✗ 扁豆+橘子 不利于消化吸收

·扁豆丝炒豆腐干·

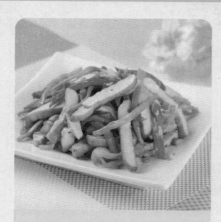

●材料： 豆腐干100克，扁豆120克，红椒20克，姜片、蒜末、葱白各少许

●调料： 盐3克，鸡粉2克，水淀粉、食用油各适量

●做法：

①豆腐干、扁豆、红椒洗净切丝，分别焯水，捞出沥干待用。

②热锅注油烧热，倒入豆腐干略炸，捞出沥油，待用。

③用油起锅，放姜蒜葱爆香，倒入扁豆丝、豆腐干炒匀，加盐、鸡粉、红椒丝炒匀，再加水淀粉炒匀即可。

功效

本品健脾和中，清热解毒，开胃助食，常食有利于保护心脑血管，调节血压。

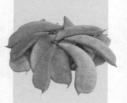

食用注意！

① 患寒热病者、患疟者、腹胀者不宜食用。

② 扁豆有毒，故一定要煮熟了才可食用。

· 扁豆鸡丝 ·

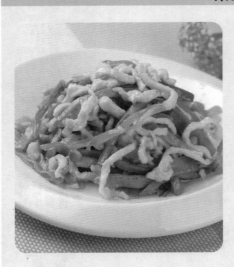

● 材料： 扁豆100克，鸡胸肉180克，红椒20克，姜片、蒜末、葱段各少许

● 调料： 料酒、盐、鸡粉、水淀粉、食用油各适量

● 做法：
①择洗干净的扁豆、红椒切丝，焯水；洗净的鸡胸肉切丝，放调味料腌渍入味。
②用油起锅，倒入姜蒜葱爆香；倒入鸡肉丝，炒松散；放料酒、扁豆和红椒，翻炒均匀；放盐、鸡粉、水淀粉炒匀即成。

功效

本品能温中补虚，保护血管，适合缺血性心脏病患者食用。

· 西红柿炒扁豆 ·

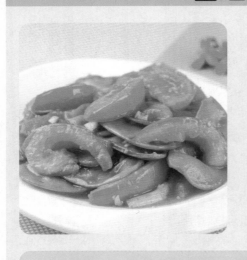

● 材料： 西红柿90克，扁豆100克，蒜末、葱段各少许

● 调料： 盐、鸡粉各2克，料酒、水淀粉、食用油各适量

● 做法：
①洗净的西红柿切成小块；锅中注水烧开，倒入扁豆，煮至断生，捞出待用。
②用油起锅，放蒜葱爆香；倒入西红柿、扁豆炒匀；加料酒、水，转小火，加盐、鸡粉，炒匀；倒入水淀粉炒匀即成。

功效

本品能止血降压、凉血平肝，适合心血管疾病如心脏病、急性心肌梗死、动脉硬化等患者食用。

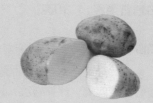

土豆

降低胆固醇、防止冠心病

| 每日适宜用量： | **200克** | 对症营养吃法： | **炒食配餐** |

心脑血管
疾病—食疗菜

🍲 保护血管功效

土豆所含的膳食纤维不能被消化吸收，能从肠道带走更多的胆酸，减少胆酸的重新利用，肝脏能更多地消耗体内的胆固醇来制造胆酸，从而降低胆固醇，防止冠心病的发生。

● 土豆详细介绍见P005

·黄瓜炒土豆丝·

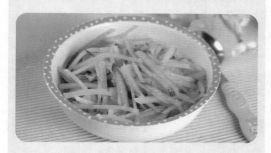

●材料：土豆120克，黄瓜110克，葱末、蒜末各少许

●调料：盐3克，鸡粉、水淀粉、食用油适量

●做法：
①洗好的黄瓜、土豆切成细丝。
②锅中注水烧开，放入盐，再倒入土豆丝，煮至断生，捞出待用。
③用油起锅，下入蒜末、葱末爆香；倒入黄瓜丝，翻炒至析出汁水；放入土豆丝翻炒；加盐、鸡粉、水淀粉，炒匀即成。

> **功效** 本品富含维生素C，可以防治心脏病及冠状动脉硬化，降低胆固醇。

·彩椒炒土豆片·

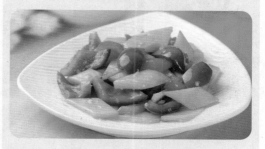

●材料：彩椒100克，土豆180克，蒜末、葱段各少许

●调料：盐4克，鸡粉2克，生抽、水淀粉、食用油适量

●做法：
①洗好去皮的土豆切片，洗净的彩椒切块，分别焯水。
②用油起锅，放入蒜末、葱段，炒香；倒入土豆和彩椒，翻炒均匀；淋入生抽，炒匀；加盐、鸡粉、水淀粉快速炒匀即成。

> **功效** 本品能补血活血，适合缺血性心脏病患者食用。

心脑血管

疾病—食疗菜

黄豆

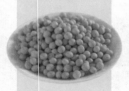

预防心脑血管疾病、保护心脏

| 每日适宜用量： | **30克** | 对症营养吃法： | **炒食配餐** |

👍 保护血管功效

　　黄豆中的卵磷脂有利于消除附在血管壁上的胆固醇，防止血管硬化，预防心血管疾病，保护心脏。黄豆还含有可溶性纤维，既可通便，又可减少胆固醇。

👍 其他功效

　　黄豆能健脾、益气、宽中、润燥、补血、降低胆固醇、利水、抗癌。

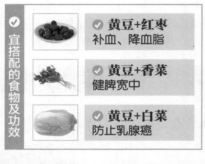

宜搭配的食物及功效

- ✅ **黄豆+红枣** 补血、降血脂
- ✅ **黄豆+香菜** 健脾宽中
- ✅ **黄豆+白菜** 防止乳腺癌

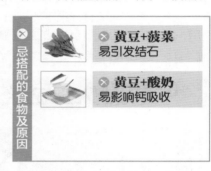

忌搭配的食物及原因

- ❌ **黄豆+菠菜** 易引发结石
- ❌ **黄豆+酸奶** 易影响钙吸收

·醋泡黄豆·

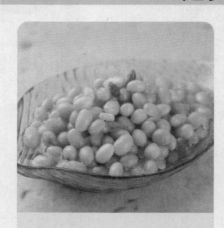

功效

本品能开胃健脾，益气宽中，降压降脂，非常适合心脑血管疾病患者食用。

- ●材料：水发黄豆200克
- ●调料：白醋200毫升
- ●做法：
  ①取一个洗净的玻璃瓶，将洗净的黄豆倒入瓶中。
  ②加入适量白醋。
  ③盖上瓶盖，置于干燥阴凉处，浸泡1个月，至黄豆颜色发白。
  ④打开瓶盖，将泡好的黄豆取出，装入碟中即可食用。

食用注意！
①烹饪黄豆时应提前用清水泡发。
②消化功能不良、胃脘胀痛、腹胀或慢性消化道疾病的人应尽量少食。

每日适宜用量：**50克**　　对症营养吃法：**烧菜配餐**

心脑血管
疾病—食疗菜

兔肉

🥄 保护血管功效

　　兔肉富含卵磷脂，有乳化、分解油脂的作用，可增进血液循环，帮助清除过氧化物，减少脂肪在血管内壁的滞留，促进粥样硬化斑的消散，预防心脑血管疾病。

🥄 其他功效

　　兔肉可滋阴凉血、益气润肤、解毒祛热。

<table>
<tr><td rowspan="3">宜搭配的食物及功效</td><td></td><td>✅ **兔肉+大葱**
促进血液循环</td><td rowspan="3">忌搭配的食物及原因</td><td></td><td>❌ **兔肉+橘子**
易导致腹泻</td></tr>
<tr><td></td><td>✅ **兔肉+枸杞**
治疗头晕耳鸣</td><td></td><td>❌ **兔肉+甲鱼**
易导致腹泻</td></tr>
<tr><td></td><td>✅ **兔肉+海带**
补中益气</td></tr>
</table>

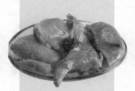

血管疾病　预防心脑

·青豆烧兔肉·

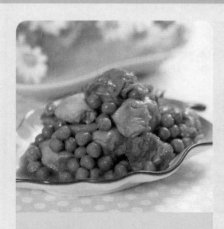

●材料：兔肉200克，青豆150克

●调料：姜末、盐各5克，葱花、鸡精各3克

●做法：
①兔肉洗净，切成大块。
②将切好的兔肉入沸水中焯去血水，捞出沥干。
③锅注油烧热，放姜末爆香，下入兔肉、青豆炒熟后，加盐、鸡精调味盛出，撒上葱花即可。

功效

本品降血脂，益气润肤，解毒祛热，可保护血管壁，防止动脉硬化和脑功能衰退。

食用注意！
①兔肉不能与鸡心、鸡肝、芥末、甲鱼同食。
②孕妇及经期女性、有明显阳虚症状的女性、脾胃虚寒者不宜食用。

心脑血管

疾病—食疗菜

海蜇

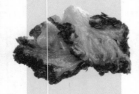

软坚散结、防治动脉粥样硬化

食用注意！
①海蜇要光在清水中浸泡至少半天，减少咸涩味。
②肝性脑病、急性肝炎、肾衰竭、甲状腺功能亢进、慢性肠炎患者忌食。

每日适宜用量： 60克　　**对症营养吃法：** 凉拌配餐

👍 保护血管功效

海蜇含有类似于乙酰胆碱的物质，有助于扩张血管，降低血压；所含的甘露多糖胶质对防治动脉粥样硬化有效。

👍 其他功效

海蜇具有清热解毒、化痰软坚等功效，也可预防肿瘤的发生，抑制癌细胞的生长。

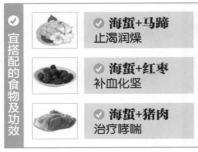

宜搭配的食物及功效
- ✅ 海蜇+马蹄　止渴润燥
- ✅ 海蜇+红枣　补血化坚
- ✅ 海蜇+猪肉　治疗哮喘

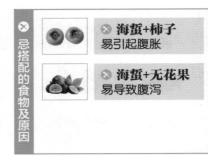

忌搭配的食物及原因
- ❌ 海蜇+柿子　易引起腹胀
- ❌ 海蜇+无花果　易导致腹泻

·芝麻苦瓜拌海蜇·

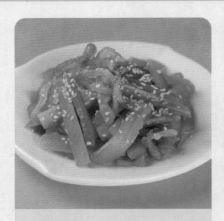

【功效】

本品清热解毒，降低血糖，补肾健脾，可提高机体免疫力，加速伤口愈合，保护心脑血管。

●**材料：** 苦瓜200克，海蜇丝100克，彩椒40克，熟白芝麻10克

●**调料：** 鸡粉2克，白糖3克，盐少许，陈醋、芝麻油、食用油各适量

●**做法：**
①苦瓜洗净挖去籽，切成条。
②锅中注水烧开，滴入食用油，倒入苦瓜、彩椒煮至断生，捞出，沥干水分。
③把捞出的食材和海蜇丝装入碗中，放盐、鸡粉、白糖、陈醋，芝麻油，拌匀调味，盛出装入盘中，撒上白芝麻即可。

每日适宜用量： **100~200克**　对症营养吃法： **炒食配餐**

🍲 保护血管功效

蒜薹中含有丰富的维生素C，具有明显的降血脂及预防冠心病和动脉硬化的作用。

🍲 其他功效

蒜薹性温，具有温中下气、补虚、调和脏腑、活血、杀菌的功效，对腹痛、腹泻有一定疗效。

宜搭配的食物及功效

 ✅ **蒜薹+莴笋** 预防高血压

 ✅ **蒜薹+香干** 平衡营养

 ✅ **蒜薹+虾仁** 美容养颜

忌搭配的食物及原因

 ❌ **蒜薹+蜂蜜** 易伤眼睛

 ❌ **蒜薹+地黄** 易不利身体健康

 ❌ **蒜薹+何首乌** 易有损健康

·蒜薹炒鸭片·

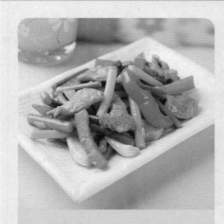

功 效

本品有温中下气、降脂降压的功效，适合高血脂、冠心病患者食用。

●材料：鸭肉150克，蒜薹120克，彩椒30克，姜片、葱段各少许

●调料：盐、鸡粉、白糖各2克，生抽、料酒、水淀粉、食用油适量

●做法：
①蒜薹、彩椒先净切好，焯水。
②处理干净的鸭肉去皮切块，加生抽、料酒、水淀粉腌渍入味。
③用油起锅，放姜片、葱段爆香，倒入鸭肉、料酒炒香；倒入焯过水的食材翻炒；加盐、白糖、鸡粉、生抽、水淀粉，快速炒匀至食材入味即可。

心脑血管
疾病—食疗菜

蒜薹

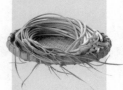

降血脂、预防冠心病和动脉硬化

食用注意！
①应挑选长条脆嫩、枝条粗壮者。
②消化能力不佳者要少食蒜薹。

心脑血管
疾病——食疗菜

松子

软化血管、润肠通便

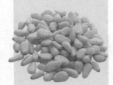

食用注意!
①脾虚泄泻、肾精亏虚、痰湿较甚、舌苔厚腻者忌食。
②优质松子外壳浅褐色，果仁肉质洁白或淡黄，芽心白色。

| 每日适宜用量： | 30克 | 对症营养吃法： | 炒食配餐 |

👍 保护血管功效

松子中的脂肪成分主要为亚油酸、亚麻油酸等不饱和脂肪酸，有软化血管和防治动脉粥样硬化的作用。

👍 其他功效

松子可强阳补骨，滋阴养液，补益气血，润燥滑肠，可用于病后体虚、肌肤失润、肺燥咳嗽、口渴便秘、头昏目眩、自汗、心悸等症。

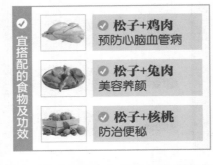

宜搭配的食物及功效

✅ 松子+鸡肉
预防心脑血管病

✅ 松子+兔肉
美容养颜

✅ 松子+核桃
防治便秘

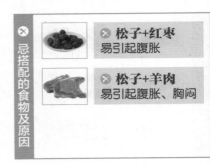

忌搭配的食物及原因

❌ 松子+红枣
易引起腹胀

❌ 松子+羊肉
易引起腹胀、胸闷

· 松子炒丝瓜 ·

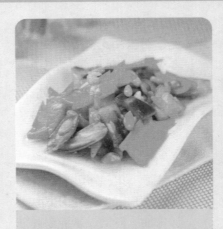

●**材料：**胡萝卜片50克，丝瓜90克，熟松仁12克，姜末、蒜末各少许

●**调料：**盐2克，鸡粉、水淀粉、食用油各适量

●**做法：**
①洗净去皮的丝瓜切成小块。
②胡萝卜片、丝瓜焯水。
③用油起锅，倒入姜末、蒜末爆香；倒入胡萝卜和丝瓜炒熟；加盐、鸡粉，炒至入味；倒入水淀粉，炒匀，撒上松仁即可。

功效

松子仁中的脂肪成分是不饱和脂肪酸，有助于防治动脉硬化的作用。

香菇

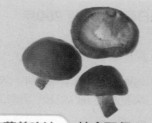

降压降脂、降胆固醇

每日适宜用量： 50克　　**对症营养吃法：** 炒食配餐

🍲 保护血管功效

香菇中含有胆碱、酪氨酸、氧化酶以及某些核酸物质，既能起到降血压、降胆固醇、降血脂的作用，有利于预防动脉硬化、肝硬化等疾病。

● 香菇详细介绍见P030

·香菇鸭肉·

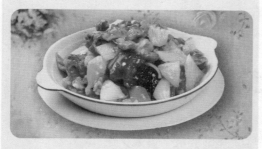

● **材料：** 鸭肉300克，香菇、洋葱各200克

● **调料：** 青椒30克，盐3克，糖6克，胡椒粉2克，老抽、料酒适量

● **做法：**

①鸭肉洗净，剁成块，入沸水焯烫后捞出；香菇、洋葱、青椒洗净，切小块。

②锅倒油烧热，放入鸭块翻炒；淋入料酒，炒至鸭肉变色后，加入香菇、洋葱、青椒翻炒至断生。

③入盐、糖、老抽、胡椒粉调味即成。

功效 本品补虚益气，保护血管，适合心脑血管病患食用。

·胡萝卜炒香菇片·

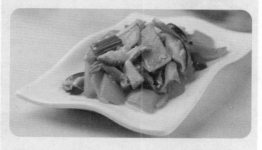

● **材料：** 胡萝卜180克，鲜香菇50克，蒜末、葱段各少许

● **调料：** 盐3克，鸡粉2克，生抽、水淀粉、食用油适量

● **做法：**

①胡萝卜洗净切片，焯水。香菇切片。

②用油起锅，放入蒜末爆香；倒入胡萝卜、香菇翻炒，加生抽、盐、鸡粉炒匀；倒入水淀粉、葱段，炒至熟透即成。

功效 本品健脾和胃，补肝明目，清热解毒，有利于保护心脑血管和眼睛。

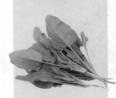

疾病—食疗菜 心脑血管

菠菜

维持稳定的 血压

食用注意！
①菠菜不宜和含高蛋白及高钙的食物共食，否则会破坏营养素。
②菠菜富含铁，但多吃易阻碍身体对钙的吸收，故小儿不宜食用过多。

| 每日适宜用量： | **200克** | 对症营养吃法： | **炒食配餐** |

🥢 保护血管功效

菠菜中含有丰富的钾，钾在维持人体酸碱平衡、参与能量代谢、协助维持稳定的血压以及维持神经肌肉的正常功能等方面都有重要的作用。

🥢 其他功效

菠菜能促进肠道蠕动，利于排便，对于痔疮、便秘、肛裂等病症有食疗作用。

宜搭配的食物及功效

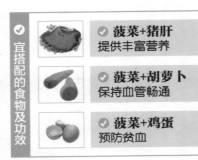

✅ **菠菜+猪肝**
提供丰富营养

✅ **菠菜+胡萝卜**
保持血管畅通

✅ **菠菜+鸡蛋**
预防贫血

忌搭配的食物及原因

❌ **菠菜+牛肉**
易降低营养价值

❌ **菠菜+大豆**
易损害牙齿

·蒜蓉菠菜·

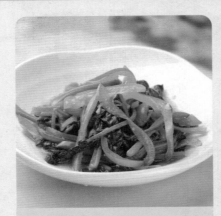

●**材料：** 菠菜200克，彩椒70克，蒜末少许

●**调料：** 盐2克，鸡粉2克，食用油适量

●**做法：**
①洗净的彩椒切成粗丝；洗好的菠菜切去根部。
②用油起锅，放入蒜末爆香；倒入彩椒丝，翻炒一会儿；放入切好的菠菜，快速炒匀，至食材断生；加入盐、鸡粉，用大火翻炒至入味；关火后盛入盘中即成。

[功效]

本品清热解毒，生津止渴，可用于缓解老年人心脑血管疾病。

洋葱

降血压、增加冠状动脉的血流量

| 每日适宜用量： | 100克 | 对症营养吃法： | 拌炒配餐 |

🍲 保护血管功效

　　洋葱中含有前列腺素A，能扩张血管，降低血液黏度，有利于降血压、增加冠状动脉的血流量、预防血栓形成的作用。

● 洋葱详细介绍见P015

· 红酒焖洋葱 ·

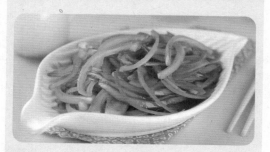

●材料： 洋葱200克，红酒120毫升

●调料： 白糖3克，盐少许，水淀粉、食用油适量

●做法：
①洗净的洋葱切成丝。
②锅中注入食用油烧热，放入切好的洋葱，略炒片刻，倒入红酒翻炒。
③加白糖、盐调味，淋入水淀粉，快速翻炒匀即可。

功效 本品有利于扩张血管，降低血液黏度，增加冠状动脉的血流量，从而预防血栓形成，保护心脏。

· 洋葱木耳炒鸡蛋 ·

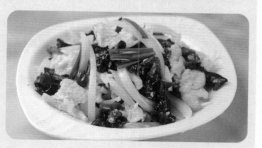

●材料： 鸡蛋2个，洋葱45克，水发木耳40克，蒜末、葱段各少许

●调料： 盐3克，料酒、水淀粉、食用油各适量

●做法：
①洋葱洗净切丝；木耳洗净切块，焯水；鸡蛋加盐、水淀粉调匀，炒至七成熟。
②锅底留油，放蒜末爆香；加洋葱丝、木耳、料酒、盐，炒匀调味；倒入鸡蛋，撒上葱段炒匀，倒入水淀粉炒匀即成。

功效 本品能补血活血，适合缺血性心脏病患者食用。

疾病 — 食疗菜 | 心脑血管

西红柿

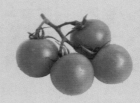

预防血管硬化

| **每日适宜用量：** 200克 | **对症营养吃法：** 炒食配餐 |

👍 保护血管功效

番茄中的类黄酮，有利于降低毛细血管的通透性和防止其破裂的作用，还有预防血管硬化的特殊功效。

● 西红柿详细介绍见P020

· 西红柿土豆炖牛肉 ·

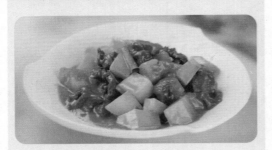

●材料：牛肉200克，土豆150克，西红柿100克，八角、香叶、姜蒜葱各少许

●调料：盐3克，鸡粉2克，番茄酱9克，生抽、水淀粉、料酒、食粉、食用油适量

●做法：
①土豆去皮洗净切丁；西红柿洗净切块；牛肉洗净切丁，加调味料腌渍。
②用油起锅，放姜蒜葱、八角、香叶炒香；倒入牛肉丁翻炒；放料酒、生抽、西红柿、土豆、盐、鸡粉、水、番茄酱略炒，炖熟即成。

功效 西红柿中的类黄酮，有助于降低毛细血管的通透性和防止其破裂的作用，与洋葱搭配，可预防冠状动脉硬化。

· 西红柿韭菜炒猪肝 ·

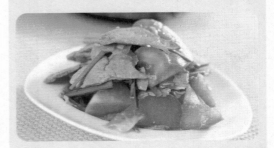

●材料：大西红柿1个，韭菜180克，猪肝250克

●调料：沙茶酱5克，番茄酱10克，米酒、酱油适量，姜片少许

●做法：
①大西红柿去蒂洗净，切块；猪肝洗净后切片；韭菜洗净后切段。
②猪肝过油后捞出备用。
③锅中注油烧热，放韭菜、猪肝及西红柿块炒熟，调味即成。

功效 本品能补血、活血、增强免疫力，适合缺血性心脏病患者食用。

每日适宜用量： 100克　　**对症营养吃法：** 炒食配餐

保护血管功效

　　绿豆芽能有效降低血清胆固醇、甘油三酯和低密度脂蛋白，明显减轻冠状动脉粥样硬化病变。

其他功效

　　绿豆芽含有丰富的膳食纤维，能够缓解便秘症状；绿豆芽富含钾，可以降低血压。

宜搭配的食物及功效

 ✔ **绿豆芽+蛤蜊** 清热解暑

 ✔ **绿豆芽+胡萝卜** 排毒瘦身

 ✔ **绿豆芽+猪肚** 降压降脂

忌搭配的食物及原因

 ✘ **绿豆芽+碱** 易破坏维生素

 ✘ **绿豆芽+猪肝** 易降低营养价值

心脑血管
疾病—食疗菜

绿豆芽

病变 减轻冠状动脉粥样硬化

·绿豆芽炒鳝丝·

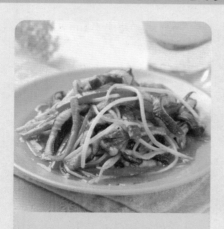

● **材料：** 绿豆芽40克，鳝鱼90克，青椒、红椒各30克，姜片、蒜末各少许

● **调料：** 盐3克，鸡粉3克，料酒、水淀粉、食用油各适量

● **做法：**
①洗净的红椒、青椒切成丝。
②将处理干净的鳝鱼切丝，加调味料腌渍。
③用油起锅，放姜蒜爆香；放青椒、红椒炒匀；倒入鳝鱼丝，加料酒、绿豆芽、盐、鸡粉、水淀粉，快速炒匀即可。

功效

本品能清暑热，软化血管，可降低心血管疾病发病率，预防冠心病。

食用注意！
①脾胃虚寒者慎食绿豆芽。
②绿豆在发芽过程中会消耗大部分的低聚糖，胃肠胀气的糖尿病患者可以适当吃绿豆芽。

心脑血管疾病—食疗汤

花生

减少多种心脑血管疾病的发生率

食用注意！
①胆囊炎、慢性胃炎、骨折、慢性肠炎、脾虚便溏患者不宜食用。
②发芽的花生伴随霉变会形成有毒的黄曲霉素，具有强烈的致癌性，不可吃。

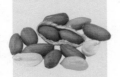

每日适宜用量： 30~50克　　**对症营养吃法：** 煮汤食用

🥢 保护血管功效

花生中含有的亚油酸，可使人体内胆固醇分解为胆汁酸排出体外，避免胆固醇在体内沉积，从而降低引发多种心脑血管疾病的几率。

🥢 其他功效

花生可促进人体的新陈代谢，增强记忆力，还可益智，抗衰老。

宜搭配的食物及功效

 ✅ **花生+芹菜**
预防心血管疾病

 ✅ **花生+红葡萄酒**
保护心脏

 ✅ **花生+醋**
增食欲、降压

忌搭配的食物及原因

 ❌ **花生+黄瓜**
易导致腹泻

 ❌ **花生+肉桂**
易降低营养

·佛手瓜胡萝卜花生汤·

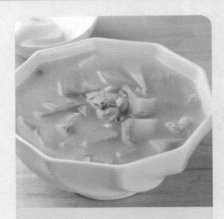

功效

本品可扩张冠状血管，增加冠状动脉血流量，减缓心率，降低血压。

●**材料：** 猪瘦肉200克，佛手瓜100克，胡萝卜80克，水发花生米80克，水发薏米80克

●**调料：** 盐2克，鸡粉、料酒适量

●**做法：**
①将洗净的猪瘦肉切成肉丁；洗净去皮的胡萝卜、佛手瓜切丁。
②砂锅中注水烧开，倒入花生米、薏米、瘦肉丁、料酒，煮至米粒变软；放入胡萝卜丁、佛手瓜，用小火续煮至食材熟透。
③加入盐、鸡粉调味即成。

每日适宜用量： 200克　　**对症营养吃法：** 煮汤食用

保护血管功效

冬瓜含膳食纤维，能改善血糖水平，降低体内胆固醇；还含有丙醇二酸，有利于控制体内糖类转化为脂肪，防止脂肪堆积，防止高血压。

其他功效

冬瓜具有清热解毒、利水消肿、减肥美容的功效，能减少体内脂肪，有利于减肥。常吃冬瓜，还可以使皮肤光洁。

宜搭配的食物及功效

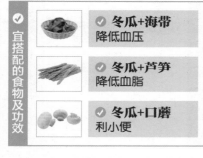

- ✓ 冬瓜+海带
  降低血压
- ✓ 冬瓜+芦笋
  降低血脂
- ✓ 冬瓜+口蘑
  利小便

忌搭配的食物及原因

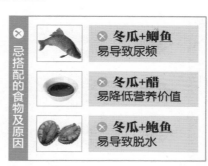

- ✗ 冬瓜+鲫鱼
  易导致尿频
- ✗ 冬瓜+醋
  易降低营养价值
- ✗ 冬瓜+鲍鱼
  易导致脱水

疾病—食疗汤—　心脑血管

冬瓜

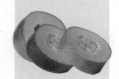

防止脂肪堆积

· 冬瓜蛤蜊汤 ·

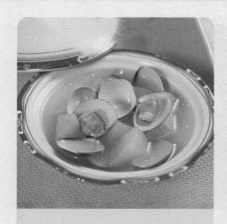

功效

本品能利水，还能增加血管弹性，适合心脑血管病患食用。

● 材料：冬瓜50克，姜10克，蛤蜊250克

● 调料：盐3克，胡椒粉2克，香油少许

● 做法：

①冬瓜洗净，去皮，切块状；姜切片。

②蛤蜊洗净，用淡盐水浸泡1小时后捞出沥干水分备用；炒锅内加入开水，将冬瓜煮至熟。

③放入蛤蜊、姜片及盐、胡椒粉，大火煮至蛤蜊开壳后关火，去掉泡沫，淋入香油即可。

食用注意！
①皮较硬、肉质密、种子成熟变成黄褐色的冬瓜口感较好。
②冬瓜性寒凉，脾胃虚寒易泄泻者慎食；久病者与阳虚肢冷者忌食冬瓜。

疾病—食疗汤

心脑血管

莲藕

预防动脉
粥样硬化

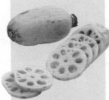

| 每日适宜用量： | 100克 | 对症营养吃法： | 煮汤食用 |

🥄 保护血管功效

莲藕中含的维生素C有抗脂质氧化、预防动脉粥样硬化的作用；含有的维生素K能抗动脉粥样硬化，对防治心脑血管疾病有重要作用。

🥄 其他功效

莲藕具有滋阴养血的功效，可以补五脏之虚，强壮筋骨。

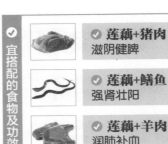

宜搭配的食物及功效

- ✅ 莲藕+猪肉 滋阴健脾
- ✅ 莲藕+鳝鱼 强肾壮阳
- ✅ 莲藕+羊肉 润肺补血

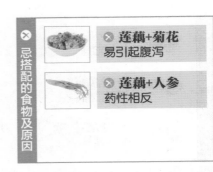

忌搭配的食物及原因

- ❌ 莲藕+菊花 易引起腹泻
- ❌ 莲藕+人参 药性相反

食用注意！
①把莲藕放入非铁质容器内，加满清水，每周换一次水，可存放1~2个月。
②脾胃消化功能低下、大便溏泄者及产妇忌食。

· 瓦罐莲藕汤 ·

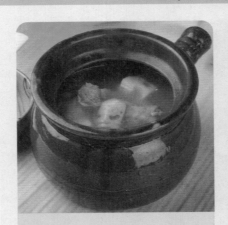

功效

本品清热解毒，补中益气，润肠通便，适用于便秘、心脑血管疾病、心脏病等患者食用。

●**材料**：猪排骨350克，莲藕200克，姜片20克

●**调料**：盐2克，鸡粉2克，料酒、胡椒粉适量

●**做法**：
①莲藕洗净，去皮切丁；锅中注水烧开，倒入排骨、料酒，焯煮片刻捞出。
③瓦罐中注水烧开，放入排骨煮沸，入姜片，烧开后用小火煮至排骨五成熟；倒入莲藕，小火续煮至排骨熟透，放入调味料拌匀，撇去汤中浮沫，关火后盖上盖焖片刻即可。

每日适宜用量： **100克**	对症营养吃法： **炖汤食用**

保护血管功效

乌鸡富含镁、锌等多种矿物质，有利于降低血清胆固醇，还能促进人体纤维蛋白溶解，使血管扩张，抑制凝血块的形成，具有预防心脑血管疾病的作用。

其他功效

乌鸡具有滋阴补肾、养血益肝、补虚益气的作用，能调节人体免疫功能，抗衰老。

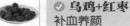

宜搭配的食物及功效

✓ 乌鸡+粳米 养阴祛热

✓ 乌鸡+红枣 补血养颜

✓ 乌鸡+三七 增强免疫力

忌搭配的食物及原因

✗ 乌鸡+糯米 多食易引起消化不良

✗ 乌鸡+蜂蜜 易引起肠胃不适

心脑血管

疾病—食疗汤

乌鸡

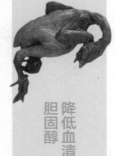

降低血清胆固醇

·生地炖乌鸡·

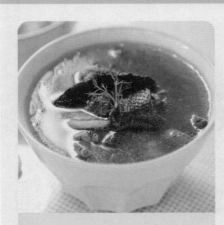

●材料：生地10克，乌鸡300克，姜片少许

●调料：盐、鸡粉各2克

●做法：

①将处理好的乌鸡斩成小块，待用。

②砂锅中注入适量清水烧开，倒入乌鸡块、生地，撒上姜片，用大火烧开，再转小火炖煮至食材熟透，加入盐、鸡粉搅匀，续煮片刻至入味。

③关火后盛出。

功效

本品能滋阴补肾，养血填精，可用于心脑血管疾病、贫血、营养不良等症食疗。

食用注意！

①乌鸡连骨砸碎熬汤滋补效果最佳。炖煮时用砂锅小火慢炖最好。

②感冒发热、咳嗽多痰、湿热内蕴、腹胀、急性菌痢肠炎、皮肤疾病者不宜食用乌鸡。

心脑血管疾病——食疗汤

甲鱼

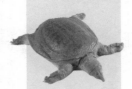

预防心脑血管疾病

食用注意！

杀甲鱼时，可将它的胆囊取出，将胆汁与水混合，再涂于甲鱼全身，稍等片刻，用清水把胆汁洗掉，就可除去腥味。

每日适宜用量： 80克   **对症营养吃法：** 炖汤食用

🥄 保护血管功效

甲鱼有较好的清洁血液的作用，常食可降低血清胆固醇，对高血压、冠心病等心脑血管疾病患者有益。

🥄 其他功效

甲鱼能益气补虚，滋阴壮阳，益肾健体，净血散结，还能增强人体的免疫功能。

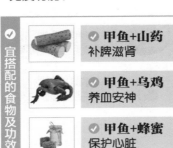

宜搭配的食物及功效

- ✅ **甲鱼+山药** 补脾滋肾
- ✅ **甲鱼+乌鸡** 养血安神
- ✅ **甲鱼+蜂蜜** 保护心脏

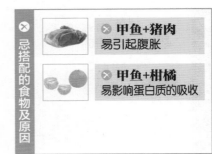

忌搭配的食物及原因

- ❌ **甲鱼+猪肉** 易引起腹胀
- ❌ **甲鱼+柑橘** 易影响蛋白质的吸收

·淮山陈皮枸杞甲鱼汤·

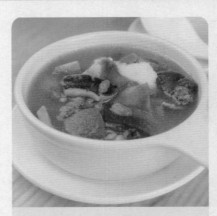

功效

本品补中益气，健脾补肺，益胃补肾，可用于肺气虚燥、脾胃虚弱、心脑血管疾病等症。

● **材料：** 甲鱼肉350克，淮山30克，枸杞10克，陈皮5克，姜片少许

● **调料：** 盐3克，鸡粉2克，胡椒粉、料酒各适量

● **做法：**
①甲鱼肉洗净，斩成小块。
②锅中注水烧热，放入甲鱼肉，用大火煮沸，淋入料酒，捞出待用。
③砂锅中注水烧开，放入全部材料及料酒，煮沸，用小火煮至食材熟透，加入盐、鸡粉、胡椒粉，拌匀，续煮片刻，入味即可。

| 每日适宜用量： | **100克** | 对症营养吃法： | **炖汤食用** |

🍴 保护血管功效

　　鹌鹑肉中含维生素A，可预防癌症和心血管疾病；还富含维生素P，能增强毛细血管的弹性及人体细胞间的黏着力，减弱毛细血管脆性，防止微血管破裂出血。

🍴 其他功效

　　鹌鹑肉具有补五脏、益精血、温肾助阳之功效。

宜搭配的食物及功效

✅ **鹌鹑+红枣**
补血养颜

✅ **鹌鹑+天麻**
改善贫血

忌搭配的食物及原因

❌ **鹌鹑+香菇**
易引发面部色素沉淀

❌ **鹌鹑+猪肝**
易使皮肤出现色素沉淀

·玉竹虫草花鹌鹑汤·

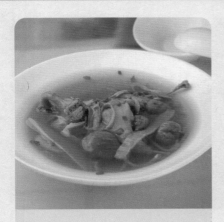

功效

本品富含高蛋白，脂肪含量低，营养价值高，有利水消肿、补中益气的功效。

●**材料**：鹌鹑肉230克，虫草花30克，蜜枣、无花果、淮山各20克，玉竹10克，姜片、葱花各少许

●**调料**：盐、鸡粉各少许，料酒适量

●**做法**：
①砂锅中注入清水烧开，倒入洗净的鹌鹑肉，放蜜枣、无花果、淮山、玉竹，撒上姜片、虫草花，搅拌匀，淋上料酒提味。
②煮沸后小火煲煮至食材熟透，加盐、鸡粉调味，续煮至汤汁入味，撒上葱花即可。

心脑血管
疾病—食疗汤

鹌鹑

防治微血管
破裂出血

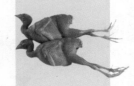

食用注意！
①皮肉光滑、嘴柔软的是嫩鹌鹑，品质较好；皮起皱、嘴坚硬的是老鹌鹑，品质较差。
②肝功能低下、感冒患者不宜食用。

疾病—食疗汤

心脑血管

草鱼

消除水肿、调低血压

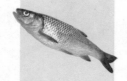

食用注意！

①草鱼要新鲜，煮时火候不能太大，以免把鱼肉煮散；烹调时间不能太长，低温油炒至鱼肉变白即可。

②鱼胆有毒，不能食用。

每日适宜用量： 100克   **对症营养吃法：** 煮汤配餐

保护血管功效

草鱼含有丰富的不饱和脂肪酸，对血液循环有利，是心血管病患者的良好食物，有辅助治疗作用；还富含蛋白质，可维持钾钠平衡，调节血压。

其他功效

草鱼肉能暖胃，平肝，祛风，降压，祛痰，是温中补虚的养生品。

宜搭配的食物及功效

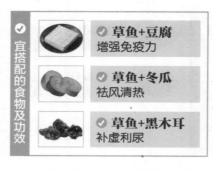

✔ **草鱼+豆腐**
增强免疫力

✔ **草鱼+冬瓜**
祛风清热

✔ **草鱼+黑木耳**
补虚利尿

忌搭配的食物及原因

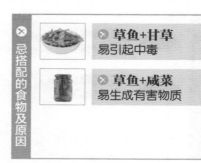

✘ **草鱼+甘草**
易引起中毒

✘ **草鱼+咸菜**
易生成有害物质

·木瓜草鱼汤·

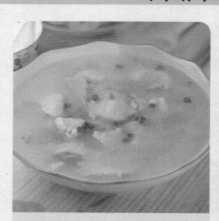

功效

本品暖胃平肝，滋阴清热，补中益气，可用于脾胃虚弱、心脑血管疾病等症。

● **材料：** 草鱼肉300克，木瓜230克，姜片、葱花各少许

● **调料：** 鸡粉3克，水淀粉、盐、炼乳、胡椒粉、食用油各适量

● **做法：**

①木瓜洗净去皮切成片；处理好的草鱼切成片；鱼片装入碗中，加入盐、淀粉腌渍10分钟。

②用油起锅，倒入姜片、木瓜炒匀，倒入清水煮沸，倒入炼乳煮化，焖入味，加入盐、鸡粉、胡椒粉搅匀，倒入鱼片，煮沸盛出，撒入葱花即可。

·茶树菇草鱼汤·

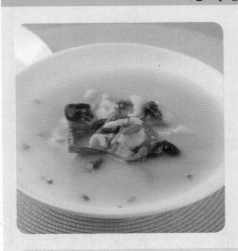

●材料：水发茶树菇90克，草鱼肉200克，姜片、葱花、枸杞各少许

●调料：盐3克，鸡粉3克，胡椒粉、料酒、芝麻油、水淀粉各适量

●做法：

①洗好的茶树菇切段；洗净的草鱼肉切片，加调味料，腌渍入味。

②另起锅，倒入适量清水烧开，倒入茶树菇、姜片，加入调味料煮沸；放入鱼片煮至变色，撒入葱花、枸杞即可。

功效

本品具有补肾利尿、治腰酸痛、渗湿健脾等功效，适宜于高血压、心血管病和肥胖症患者食用。

·啤酒炖草鱼·

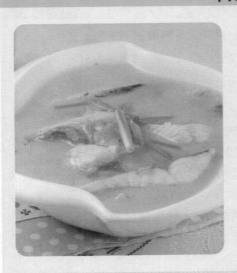

●材料：草鱼块350克，啤酒200毫升，姜片、蒜末、葱段各少许

●调料：盐3克，鸡粉2克，料酒、食用油适量

●做法：

①草鱼块加盐、料酒拌匀，腌渍。

②用油起锅，倒入姜片、葱段爆香；放入鱼块，用小火煎香；撒上蒜末，倒入啤酒，煮沸后用小火煮至食材熟透加入盐、鸡粉，拌匀调味，即成。

功效

本品能增强免疫力，适合缺血性心脏病患者食用。

疾病—食疗汤 心脑血管

玉米

控制血脂、降低血压

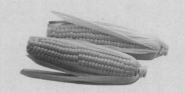

每日适宜用量： 100克

对症营养吃法： 煮汤食用

🍲 保护血管功效

玉米富含的亚油酸和钙质能帮助调脂、降压，预防动脉粥样硬化。

● 玉米详细介绍见P009

·土豆玉米棒汤·

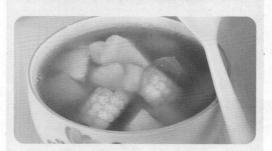

● **材料：** 土豆100克，玉米棒65克

● **调料：** 盐少许，鸡精、姜末、香油各适量

● **做法：**
①土豆去皮洗净，切成块；玉米棒洗净，备用。
②炒锅注油烧热，将姜煸香后倒入水，调入盐、鸡精，下入土豆、玉米棒煮至熟，淋入香油即可。

功效 本品能增强免疫力，畅通血管，适合缺血性心脏病患者食用。

·猴头菇玉米排骨汤·

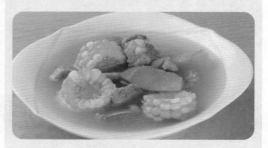

● **材料：** 水发猴头菇70克，玉米棒120克，排骨300克，葱条、姜片各少许

● **调料：** 盐2克，鸡粉2克，料酒适量

● **做法：**
①洗好的猴头菇切成小块。
②排骨焯水。
③砂锅中倒入适量清水烧开，倒入焯过水的食材、料酒，加入猴头菇、玉米棒，烧开后用小火炖至食材熟透；加入鸡粉、盐，搅拌均匀至食材入味即可。

功效 猴头菇有助于降低血胆固醇，调节血脂，利于血液循环，与玉米、排骨同食，是心血管病患者的理想食品。

黑木耳

预防血栓等症的发生

| 每日适宜用量： | 50克 | 对症营养吃法： | 煮汤食用 |

心脑血管

疾病—食疗汤

🥄 保护血管功效

黑木耳含有维生素K和丰富的钙、镁等矿物质以及腺苷类物质，能抑制血小板凝结，减少血液凝块，预防血栓等症的发生，有防治动脉粥样硬化和冠心病的作用。

● 黑木耳详细介绍见P018

·木耳丝瓜汤·

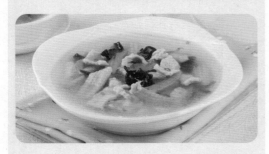

● 材料：水发木耳40克，玉米笋65克，丝瓜150克，瘦肉200克，胡萝卜片、姜片、葱花各少许

● 调料：盐3克，鸡粉3克，水淀粉、食用油适量

● 做法：

①玉米笋切块；去皮洗净的丝瓜切段；胡萝卜切片；瘦肉切片，加调味料腌渍。

②锅中注水烧开，放油、姜片及所有食材，煲熟盛出，撒入葱花即可。

功效 木耳能帮助消化系统无法消化的异物溶解，能有效预防缺铁性贫血、血栓、动脉硬化和冠心病。

·木耳烧田鸡·

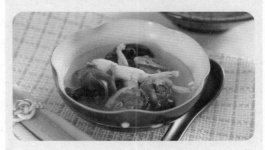

● 材料：田鸡500克，水发木耳50克，香肠50克

● 调料：盐、料酒、醋、姜末、葱花各适量

● 做法：

①田鸡去皮、内脏，切块，加盐、料酒等腌渍；香肠切丁；木耳洗净，撕小片。

②油烧热，放入姜末、葱花爆香；加入适量清水，放入香肠丁、田鸡块、木耳、料酒，大火烧沸后改用小火煮熟；加盐、醋调味即成。

功效 本品能补血益气，活血滋补，适合缺血性心脏病患者食用。

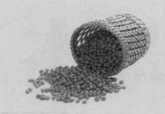

疾病—食疗汤

心脑血管

绿豆

减轻冠状动脉粥样硬化病变

每日适宜用量： **50克**　　对症营养吃法： **煮汤食用**

🍲 保护血管功效

　　绿豆有助于降低血清胆固醇、甘油三酯和低密度脂蛋白，明显减轻冠状动脉粥样硬化病变。

● 绿豆详细介绍见P029

·黄芪绿豆煲鹌鹑·

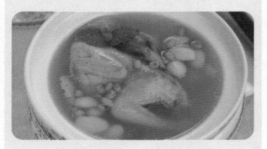

●材料：鹌鹑1只，黄芪、红枣、扁豆、绿豆各适量

●调料：盐2克

●做法：
①鹌鹑洗净；黄芪洗净浸泡；红枣洗净，去核；扁豆、绿豆均洗净，浸水30分钟。
②鹌鹑焯水，捞起洗净。
③将黄芪、红枣、扁豆、绿豆、鹌鹑放入砂锅，加水后用大火煲沸，改小火煲至食材熟烂，加盐调味即可。

功效 本品能滋补益气，保护心脏，适合缺血性心脏病患者食用。

·南瓜绿豆汤·

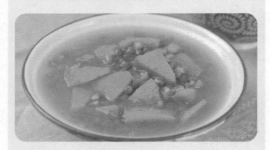

●材料：水发绿豆150克，南瓜180克

●调料：盐、鸡粉各2克

●做法：
①南瓜去皮洗净切块。
②砂锅中注水烧开，放入绿豆，煮沸后小火煮约30分钟，倒入南瓜。
③小火续煮至食材熟透，加盐、鸡粉调味即可。

功效 本品具有清热解毒、降压降脂的功效，常食对高血压、动脉硬化、糖尿病、肾炎等有较好的辅助治疗作用。

红豆

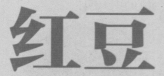

防止冠心病、高血压、动脉粥样硬化

| 每日适宜用量： | 50克 | 对症营养吃法： | 煮汤食用 |

疾病—食疗汤　心脑血管

🥄 保护血管功效

红豆是高蛋白、低脂肪的食品，富含不饱和脂肪酸，是防止冠心病、高血压、动脉粥样硬化等疾病的理想食品。

● 红豆详细介绍见P028

·莲藕红豆汤·

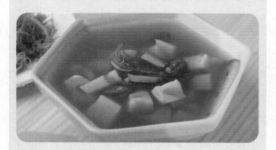

● 材料：莲藕150克，水发红豆100克，红枣20克

● 调料：盐2克，鸡粉2克，胡椒粉少许

● 做法：

①去皮洗净的莲藕切成丁。

②砂锅注入适量清水烧开，放入红枣和红豆，倒入莲藕，用大火烧开后小火炖40分钟。

③放盐、鸡粉、胡椒粉，调味即可。

> **功效** 莲藕中含有黏液蛋白和膳食纤维，能减少脂类的吸收，与红豆、红枣等同食，对心脏有益。

·节瓜红豆生鱼汤·

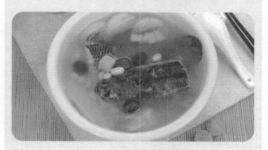

● 材料：生鱼、节瓜各150克，淮山、红豆、红枣、花生米各适量，干贝20克

● 调料：盐少许，姜3片

● 做法：

①生鱼洗净，切块后焯去血水；节瓜去皮洗净，切厚片；淮山、干贝分别洗净；红豆、红枣、花生米均洗净泡软。

②锅中注入适量清水，下入所有原材料煲熟，加入姜片继续煲20分钟，入盐调味即可。

> **功效** 本品能补血活血，适合缺血性心脏病患者食用。

心脑血管
疾病—食疗汤

海带

减少血管硬化、保护心脏

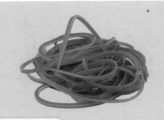

每日适宜用量： 50克　　**对症营养吃法：** 煮汤食用

🍴 保护血管功效

　　海带中含有大量的多不饱和脂肪酸EPA，经常食用能够使血液的黏度降低，减少血管硬化，保护心脏。

● 海带详细介绍见P023

·冬瓜陈皮海带汤·

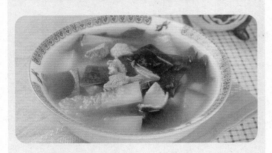

● 材料：冬瓜100克，海带50克，猪瘦肉100克，陈皮5克，姜片少许

● 调料：盐2克，鸡粉2克，料酒适量

● 做法：

①洗净的冬瓜切成小块；洗好的海带切成小片；洗净的瘦肉切成丁。

②砂锅中注水烧开，放入陈皮、姜片、瘦肉、海带，加料酒，烧开后用小火炖20分钟；倒入冬瓜，用小火炖熟；放入盐、鸡粉调味即可。

> **功效** 冬瓜富含丙醇二酸，能防止体内脂肪堆积，与陈皮、海带同食，对防治动脉粥样硬化有良好的效果。

·牡蛎海带汤·

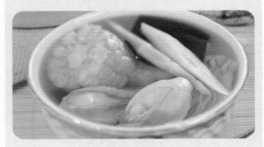

● 材料：牡蛎肉200克，海带、竹笋各20克，玉米50克，高汤1000毫升

● 调料：盐、味精、料酒各适量

● 做法：

①牡蛎肉洗净；海带用温水泡发洗净，切片；竹笋切片，焯水。

②锅烧热，放入高汤烧沸，下入牡蛎肉，煮一会儿后捞出，撇去浮沫。

③放入海带、竹笋、玉米，文火煮熟；下入盐、料酒、味精调味，盛入碗中即成。

> **功效** 本品能活血、滋补、益气，适合缺血性心脏病患者食用。

·芸豆海带炖排骨·

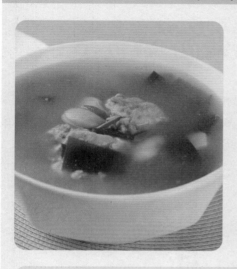

●材料：排骨400克，水发芸豆100克，海带100克，枸杞15克，姜片少许

●调料：盐3克，鸡粉2克，料酒适量

●做法：

①海带洗净，切小块。

②排骨焯水，捞出待用。

③锅中注水烧开，倒入排骨、姜片、芸豆、海带、料酒，煮沸后用小火炖至排骨熟软，撒上枸杞，用小火炖至食材熟透，加鸡粉、盐，续煮至汤汁入味即成。

功效

本品清热解毒，温中下气，化痰软坚，能提高免疫力，保护心脑血管。

·苦瓜海带瘦肉汤·

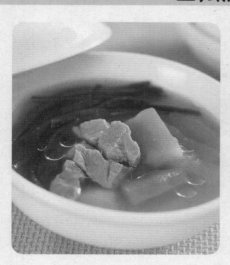

●材料：苦瓜500克，海带丝100克，瘦肉250克

●调料：盐3克，味精2克

●做法：

①将苦瓜切成两半，挖去核，切块。

②海带浸泡1小时，洗净；瘦肉切成小块。

③把以上材料放入砂锅中，加适量清水，煲至瘦肉烂熟再调入盐、味精即可。

功效

本品能清热祛暑，畅通血管，适合心脑血管疾病患者食用。

心脑血管
疾病—食疗汤

白菜

预防动脉粥样硬化

食用注意！
白菜性偏寒，气虚胃寒者不可多食。

每日适宜用量：100~200克　对症营养吃法：煮汤食用

🍲 保护血管功效

　　白菜中含有丰富的维生素C和维生素E，有助于人体去除油脂，可预防动脉粥样硬化。

🍲 其他功效

　　白菜中的膳食纤维可增加粪便的体积和吸水性，刺激胃肠蠕动，并增加粪便的含水量，使之更容易排出。

宜搭配的食物及功效

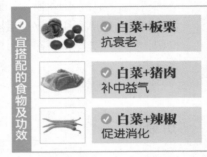

✓ 白菜+板栗
抗衰老

✓ 白菜+猪肉
补中益气

✓ 白菜+辣椒
促进消化

忌搭配的食物及原因

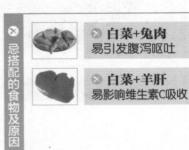

❌ 白菜+兔肉
易引发腹泻呕吐

❌ 白菜+羊肝
易影响维生素C吸收

·白菜豆腐肉丸汤·

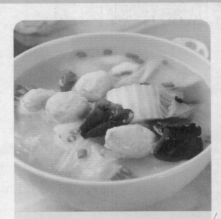

●材料：肉丸240克，水发黑木耳55克，大白菜100克，豆腐85克，姜片、葱花各少许

●调料：盐1克，鸡粉2克，胡椒粉、芝麻油适量

●做法：
①洗净的白菜、豆腐切块，备用；砂锅中注水烧开，倒入肉丸、姜片、豆腐、黑木耳，烧开后用小火煮15分钟。
②加入白菜煮熟，加调味料，撒上葱花即可。

功效

豆腐具降血压、降血脂、降胆固醇的功效，与白菜搭配食用，可防治高血压、高血脂等症。

| 每日适宜用量： 20克 | 对症营养吃法： 煲汤食用 |

🥢 保护血管功效

白果中所含的苦内脂等对脑血栓、高血压、冠心病等有特殊的疗效。

🥢 其他功效

白果可通畅血管，改善大脑功能，延缓大脑衰老，增强记忆力，可辅助治疗老年痴呆症和脑供血不足。

宜搭配的食物及功效

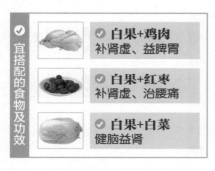

✓ **白果+鸡肉**
补肾虚、益脾胃

✓ **白果+红枣**
补肾虚、治腰痛

✓ **白果+白菜**
健脑益肾

忌搭配的食物及原因

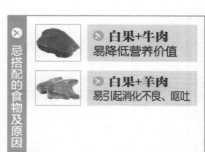

✗ **白果+牛肉**
易降低营养价值

✗ **白果+羊肉**
易引起消化不良、呕吐

心脑血管
疾病—食疗汤

白果

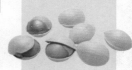

对脑血栓、冠心病等有特殊的疗效

·百合白果鸽肉粥·

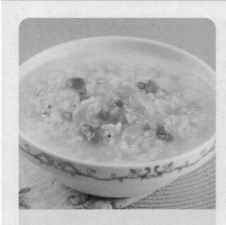

功效

白果对脑血栓、高血压、冠心病等有特殊的疗效，与百合、鸽肉同食，还能养心安神，强身健体。

●**材料：** 干百合30克，白果50克，鸽肉300克，枸杞、姜片、葱段各少许

●**调料：** 盐2克，鸡粉2克，料酒适量

●**做法：**
①处理干净的鸽肉斩成小块。
②鸽肉块焯水，捞出待用。
③砂锅中注水烧开，放入洗净的干百合、白果、姜片、鸽肉、料酒，烧开后用小火炖至食材熟烂；放盐、鸡粉、枸杞调味即可。

食用注意！
①过量食用白果可致中毒，小儿误服中毒尤为常见。
②有实邪者忌食白果。

鲫鱼

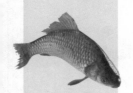

血管疾病

预防心脑

每日适宜用量：**50~100克**　　对症营养吃法：**煮汤食用**

🥢 保护血管功效

鲫鱼氨基酸含量也很高，所以对促进智力发育、降低胆固醇和血液黏稠度、预防心脑血管疾病有明显作用。

🥢 其他功效

鲫鱼有健脾利湿、和中开胃、活血通络、温中下气的功效，对脾胃虚弱的糖尿病患者有很好的滋补作用。

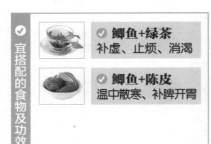

宜搭配的食物及功效

✅ **鲫鱼+绿茶**
补虚、止烦、消渴

✅ **鲫鱼+陈皮**
温中散寒、补脾开胃

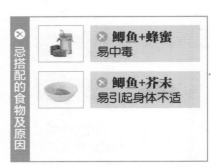

忌搭配的食物及原因

❌ **鲫鱼+蜂蜜**
易中毒

❌ **鲫鱼+芥末**
易引起身体不适

· 黄花菜鲫鱼汤 ·

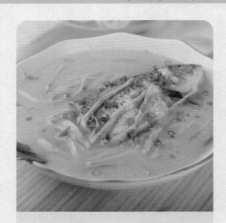

● **材料：** 鲫鱼350克，水发黄花菜170克，姜片、葱花各少许

● **调料：** 盐3克，鸡粉2克，胡椒粉少许，料酒、食用油适量

● **做法：**
①处理干净的鲫鱼煎出焦香味，盛出。
②锅中倒入适量开水，放入鲫鱼，淋入少许料酒，加入盐、鸡粉、胡椒粉，倒入洗好的黄花菜，用中火煮入味，撒上葱花即可。

功效

黄花菜能显著降低血清胆固醇的含量，有利于高血压患者的康复，从而预防因高血压引起的缺血性心脏病。

食用注意！
①鲫鱼补虚，诸无所忌，但痛风发作期应禁食，痛风稳定期、无症状高尿酸血症的患者应少吃。
②鲫鱼多刺，比较适合清炖食用肉汤。

南瓜

降压、预防脑卒中

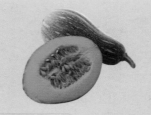

每日适宜用量：**100克** 　对症营养吃法：**煮汤食用**

👍 保护血管功效

南瓜富含软脂酸、硬脂酸等甘油酸，有助于预防脑卒中；南瓜富含钾，有利于钠的排出，降低血压，软化血管，预防心脑血管疾病。

● 南瓜详细介绍见P031

·南瓜虾皮汤·

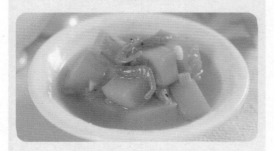

- 材料：南瓜400克，虾皮20克

- 调料：食用油、盐、葱花各适量

- 做法：
① 南瓜洗净切块。
② 锅中注油烧热，放入南瓜块稍炒，加盐、虾皮，再炒片刻。
③ 向锅中加入适量水，稍煮至食材熟透、入味，撒上葱花即可。

功效 本品润肺益气，消炎止痛，能降低血糖。

·南瓜猪骨汤·

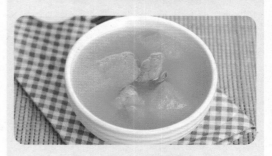

- 材料：猪骨、南瓜各200克

- 调料：盐3克

- 做法：
① 南瓜去瓤，去皮，洗净切块；猪骨洗净，斩开成段。
② 净锅入水，大火烧沸，下猪骨焯透，捞出。
③ 将南瓜、猪骨放入瓦煲，注入水，大火烧沸，改小火炖煮至熟透，加盐调味即可。

功效 本品能益气生津，保护血管，适合心脑血管疾病患者食用。

疾病—食疗汤

心脑血管

白萝卜

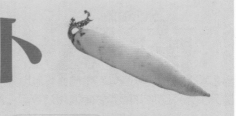

减少外周血管阻力

| 每日适宜用量： | **100克** | 对症营养吃法： | **炖汤食用** |

🍴 保护血管功效

白萝卜含有丰富的钙与钾，增加钙的摄入可以使外周血管扩张，有利于减少外周血管阻力；钾可以防止高盐饮食引起的血压升高。

● 白萝卜详细介绍见P019

·白萝卜炖鹌鹑·

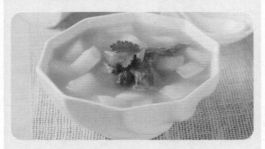

●材料：白萝卜300克，鹌鹑肉200克，党参、红枣、枸杞各2克，姜片少许

●调料：盐2克，鸡粉2克，料酒、胡椒粉适量

●做法：
①白萝卜洗净，去皮切块；鹌鹑肉焯水。
②砂锅中注水烧开，倒入鹌鹑肉、姜片、党参、枸杞、红枣、料酒，拌匀，用小火煲煮约30分钟，倒入白萝卜，小火煮熟，加入盐、鸡粉、胡椒粉，拌匀即可。

功效 本品具有补五脏、益精血、温肾助阳、消食下气的功效，适用于肾虚、体虚等症，还可保护心脑血管。

·白萝卜煲羊肉·

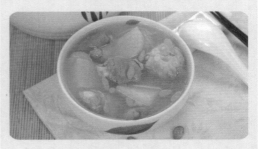

●材料：羊肉350克，白萝卜200克，生姜、枸杞各10克

●调料：盐、鸡精各5克

●做法：
①羊肉洗净，切块焯水；白萝卜洗净，去皮切块；生姜洗净切片；枸杞洗净。
②炖锅中注水，烧沸后放入羊肉、白萝卜、生姜、枸杞，以小火炖熟；调入盐、鸡精，稍炖即可。

功效 本品能温中补虚，活血益气。

牛肉

预防心脑血管疾病

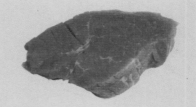

每日适宜用量：	**100克**	对症营养吃法：	**炖汤食用**

🖐 保护血管功效

　　牛肉中所含的氨基酸能提高机体抗病能力，且脂肪和胆固醇含量较低，对预防心脑血管疾病有重要作用。

● 牛肉详细介绍见P034

·无花果牛肉汤·

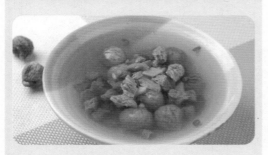

● 材料：无花果20克，牛肉100克，姜片、枸杞、葱花各少许

● 调料：盐2克，鸡粉2克

● 做法：

①牛肉洗净切成丁。

②汤锅注水烧开，倒入牛肉煮沸，撇去浮沫，倒入无花果、姜片，用小火煮40分钟，放盐、鸡粉调味。

③把煮好的汤料盛出，装入碗中，撒上葱花即可。

功效 本品健胃润肠，利咽健体，可以保护心脑血管。

·西红柿牛肉汤·

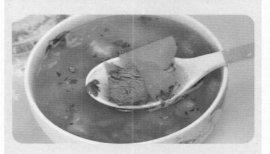

● 材料：牛肉175克，西红柿1个，胡萝卜20克

● 调料：盐6克，香菜3克，香油适量

● 做法：

①牛肉洗净，切块，焯水；胡萝卜去皮，洗净，切块；西红柿洗净，切成小块，备用。

②净锅倒入水，调入盐，下入牛肉、胡萝卜、西红柿煲至熟，撒入香菜，淋入香油即可。

功效 本品能益气补虚，保护血管，适合心脑血管病患食用。

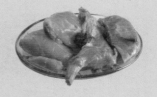

疾病—食疗汤 心脑血管

兔肉

对脑血栓、冠心病等有特殊的疗效

每日适宜用量： 50克　　**对症营养吃法：** 煲汤食用

🍲 保护血管功效

兔肉含有丰富的卵磷脂，有抑制血小板凝聚和防止血栓形成的作用，还有保护血管壁、防止动脉硬化的功效。

● 兔肉详细介绍见P049

·淮山枸杞兔骨汤·

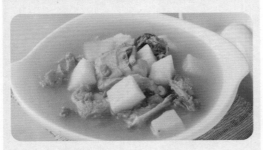

●材料：兔骨200克，猪骨180克，山药150克，桂圆肉、枸杞各少许

●调料：盐、鸡粉各2克，料酒适量，姜片少许

●做法：
①洗净去皮的山药切成小块，备用。
②猪骨、兔骨焯水，捞出待用。
③砂锅注水烧开，倒入桂圆肉、枸杞、姜片、兔骨、猪骨、山药、料酒，烧开后用小火煮至食材熟透；加入盐、鸡粉调味即可。

功效 淮山中的黏液质、消化酶素等可预防心血管脂肪沉积，与枸杞、兔骨同食，能保护血管壁，防止动脉硬化。

·红枣炖兔肉·

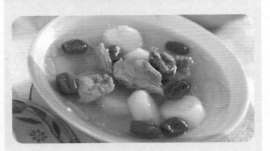

●材料：兔肉500克，红枣25克，马蹄50克

●调料：生姜1片，盐8克

●做法：
①兔肉洗净，切块；红枣、马蹄、生姜洗净。
②把全部材料放入炖锅内，加开水适量，炖熟，加盐调味后盛出即可。

功效 本品能补血、益气，适合缺血性心脏病患者食用。

| 每日适宜用量： | **1~2根** | 对症营养吃法： | **煮粥食用** |

👍 保护血管功效

　　香蕉富含钾元素，钾对维持健全的神经系统和调节心脏节律非常重要，有利于防止脑卒中，与钠共同维持体液平衡，还能降血脂，降低血黏度，净化血液，进而预防心脑血管疾病。

👍 其他功效

　　香蕉具有清热、通便、解酒、降血压之功效。

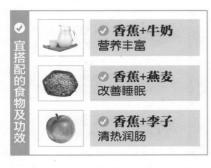

宜搭配的食物及功效

✅ **香蕉+牛奶**
营养丰富

✅ **香蕉+燕麦**
改善睡眠

✅ **香蕉+李子**
清热润肠

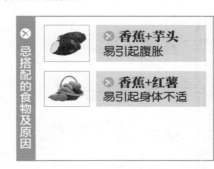

忌搭配的食物及原因

❌ **香蕉+芋头**
易引起腹胀

❌ **香蕉+红薯**
易引起身体不适

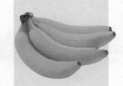

降血脂、降低血液黏稠度、

·苹果梨香蕉粥·

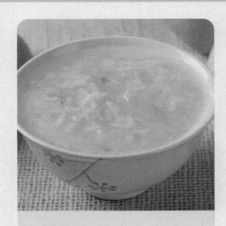

[功效]

本品润肠通便，健脾益胃，清热滋阴，适用于脾胃不适、便秘、心脑血管疾病等症食疗。

● **材料：** 大米80克，香蕉90克，苹果75克，梨60克

● **做法：**

①苹果洗净去核，切成小丁；梨洗净去皮，切成小丁；香蕉剥去皮，切成小丁，备用。

②锅中注水烧开，倒入洗净的大米，烧开后用小火煮至熟软，倒入梨、苹果、香蕉，用大火略煮片刻。

③关火后盛出煮好的水果粥即可。

食用注意！

①香蕉不宜在冰箱里存放，最好现买现吃。

②慢性肠炎、虚寒腹泻、经常大便溏薄、急性慢性肾炎、糖尿病患者及胃酸过多者不宜食用。

心脑血管 疾病—食疗粥

红枣

保护毛细
血管通畅

每日适宜用量： 30克　**对症营养吃法：** 煮粥食用

🍚 保护血管功效

红枣中维生素P含量为所有果蔬之冠，可保障毛细血管通畅，防止血管壁脆性增加，进而预防心脑血管疾病。

🍚 其他功效

红枣具有益气补血、健脾和胃的功效；红枣富含多种维生素和矿物质，可改善皮肤的干裂粗糙。

宜搭配的食物及功效

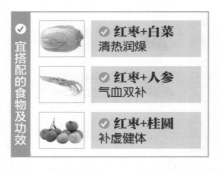

- ✅ **红枣+白菜** 清热润燥
- ✅ **红枣+人参** 气血双补
- ✅ **红枣+桂圆** 补虚健体

忌搭配的食物及原因

- ❌ **红枣+黄瓜** 易破坏维生素C
- ❌ **红枣+虾米** 易引起身体不适
- ❌ **红枣+蟹** 易导致寒热病

·红枣灵芝甜粥·

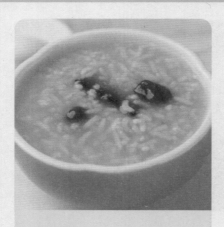

●**材料：** 大米120克，灵芝、红枣各少许

●**调料：** 冰糖15克

●**做法：**
①砂锅中注入适量清水烧开，倒入洗净的大米、灵芝、红枣，拌匀，盖上盖，烧开后用小火煮至食材熟透。
②放入冰糖，搅拌匀，煮至溶化。
③关火后盛出煮好的粥即可。

功效

本品滋阴补血，补中益气，清热解毒。

食用注意！
①选购红枣时，以外表呈紫红色为佳。
②枣皮中含有非常丰富的营养素，炖汤时宜连皮一起使用。

| 每日适宜用量： | **100克** | 对症营养吃法： | **煮粥食用** |

心脑血管 疾病—食疗粥

红薯

☙ 保护血管功效

红薯中含有的β-胡萝卜素和维生素C有抗脂质氧化、预防动脉粥样硬化的作用；它含有的叶酸和维生素B6有助于降低血液中半胱氨酸水平，避免其损伤动脉血管。

☙ 其他功效

红薯有补虚乏、益气力、强肾阴、和胃益肺等功效。

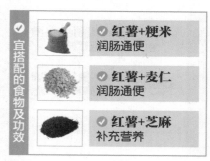

宜搭配的食物及功效

☑ **红薯+粳米** 润肠通便

☑ **红薯+麦仁** 润肠通便

☑ **红薯+芝麻** 补充营养

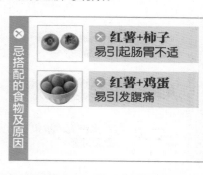

忌搭配的食物及原因

✕ **红薯+柿子** 易引起肠胃不适

✕ **红薯+鸡蛋** 易引发腹痛

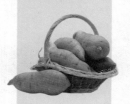

预防动脉粥样硬化

·红薯大米粥·

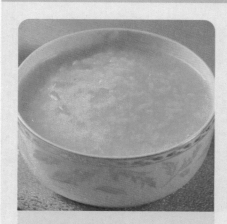

●材料：红薯150克，大米150克

●做法：

①大米洗净；红薯洗净去皮，切成丁。

②锅中注入适量清水，用大火烧开，倒入大米、红薯，搅拌匀，用小火煮至熟烂。

③把煮好的粥盛出，装入碗中即可。

[功效]

本品润肠通便，健脾益胃，常食可预防心脑血管疾病、便秘等症。

食用注意！

①胃及十二指溃疡和胃酸过多的患者不宜食用红薯。

②空腹吃红薯容易泛酸、胃灼热。

每日适宜用量：	30克	对症营养吃法：	煮粥食用

疾病—食疗粥

心脑血管

核桃

👍 **保护血管功效**

核桃富含不饱和脂肪酸，能减少肠道对胆固醇的吸收，适合高血脂、高血压、冠心病患者食用；还富含亚油酸，能降低胆固醇含量，预防动脉硬化等心脑血管疾病。

👍 **其他功效**

核桃有补五脏、益气力、强筋骨、健脑髓的作用。

宜搭配的食物及功效

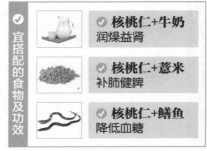

✅ **核桃仁+牛奶** 润燥益肾

✅ **核桃仁+薏米** 补肺健脾

✅ **核桃仁+鳝鱼** 降低血糖

忌搭配的食物及原因

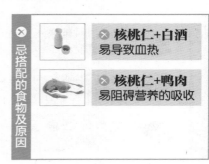

❌ **核桃仁+白酒** 易导致血热

❌ **核桃仁+鸭肉** 易阻碍营养的吸收

降低胆固醇、预防心脑血管疾病

食用注意！
① 吃核桃时，不要将核桃表面的褐色薄皮剥掉，否则会损失一部分营养。
② 核桃易生痰，动风助火，痰热喘嗽及阴虚有热者忌食。

· 核桃木耳粳米粥 ·

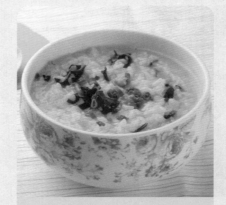

●材料：粳米200克，水发木耳45克，核桃仁20克，葱花少许

●调料：盐2克，鸡粉2克，食用油适量

●做法：
①将洗净的木耳切成小片。
②砂锅中注水烧开，倒入粳米、木耳、核桃仁，加食用油，搅拌匀，用小火煲半小时，加入盐、鸡粉拌匀调味。
③将煮好的粥盛出，装入碗中，撒上葱花即成。

功效

本品具有保护血管、润肠通便等多种功效，适合心脑血管疾病患者食用。

· 松仁核桃粥 ·

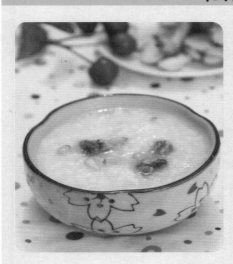

● 材料： 松子仁20克，核桃仁30克，大米100克

● 调料： 盐2克

● 做法：
①大米洗净；松子仁、核桃仁洗净。
②锅中倒入清水，放入大米煮至米粒开花。
③加入松子仁、核桃仁同煮至浓稠状，调入盐拌匀即可。

功效

本品可调整和降低血脂，软化血管，防治动脉粥样硬化。

· 雪梨板栗核桃稀粥 ·

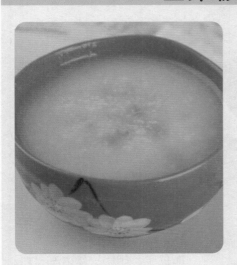

● 材料： 大米100克，雪梨80克，板栗肉45克，核桃粉30克

● 做法：
①洗净的板栗肉切碎；洗好去皮的雪梨切块。
②将雪梨块榨汁待用。
③砂锅中注水烧开，倒入板栗、大米，烧开后用小火煮至熟；倒入雪梨汁拌匀，用大火煮至沸；放入核桃粉，搅拌匀，关火后盛出即成。

功效

本品能补血补钙，滋补活血，适合缺血性心脏病患者食用。

疾病—食疗粥 心脑血管

红米

降低血液中胆固醇的含量

食用注意!
红米富含天然营养色素和色氨酸,下入水中清洗或浸泡后会出现掉色现象,因此不宜用力搓洗,浸泡后的水要同红米一起蒸煮。

| 每日适宜用量: | 50克 | 对症营养吃法: | 煮粥食用 |

👍 保护血管功效

红米富含膳食纤维,能够降低血液中胆固醇的含量,有助于预防冠状动脉硬化引起的心脏病。

👍 其他功效

红米具有补血益气、健肾润肝、收宫滋阴之功效,特别是孕产妇和康复病人保健食用,具有非常好的效果。

宜搭配的食物及功效

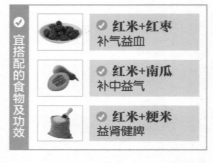

- ✓ 红米+红枣 补气益血
- ✓ 红米+南瓜 补中益气
- ✓ 红米+粳米 益肾健脾

宜搭配的食物及功效

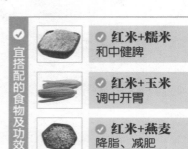

- ✓ 红米+糯米 和中健脾
- ✓ 红米+玉米 调中开胃
- ✓ 红米+燕麦 降脂、减肥

· 红米南瓜糊 ·

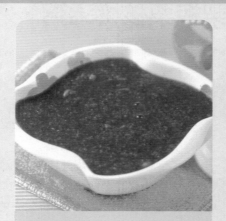

功效

南瓜中的抗氧化剂β胡萝卜素具有护眼、护心的作用,与紫米、豌豆搭配,常食对预防动脉硬化大有益处。

●**材料:** 红米30克,粳米45克,豌豆70克,南瓜片95克

●**调料:** 白糖6克

●**做法:**

①在榨汁机中倒入洗好沥干的红米、粳米,磨成米粉,待用。

②蒸锅上加水烧开,放入豌豆、南瓜片,蒸至熟软,取出晾凉,压成泥。

③汤锅中注水烧热,放入米粉,待水沸后放入豌豆泥、南瓜泥,用中火续煮至米粉呈糊状;撒上适量白糖,拌煮至糖溶化即可。

| 每日适宜用量： | **50~100克** | 对症营养吃法： | **煮粥食用** |

💧 保护血管功效

　　山药含有镁，对心血管系统有很好的保护作用，可减少血液中胆固醇的含量，改善动脉粥样硬化，还能扩张冠状动脉，增加心肌供血量。

💧 其他功效

　　山药能健脾补肺、固肾益精、助五脏、强筋骨、延年益寿。

宜搭配的食物及功效
- ✅ **山药+芝麻** 预防骨质疏松
- ✅ **山药+红枣** 补血养颜
- ✅ **山药+玉米** 增强免疫力

宜搭配的食物及功效
- ✅ **山药+黄瓜** 滋阴清热
- ✅ **山药+菠菜** 补虚润燥

心脑血管
疾病—食疗粥

山药

防治动脉粥样硬化

·小米山药粥·

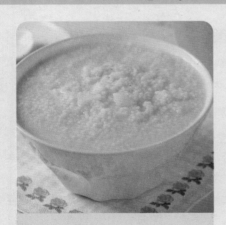

功效

本品清热解毒，健脾益胃，适用于脾胃虚弱、心脑血管疾病患者。

●材料：小米230克，山药110克

●调料：白糖15克

●做法：
①山药洗净去皮切成丁，备用。
②砂锅中注入适量清水烧开，倒入小米，煮开后转小火煮至小米熟软；倒入切好的山药，拌匀，煮开后用小火煮至全部食材熟透，加入白糖拌匀。
③关火后盛出煮好的粥即可。

食用注意！
①山药切片后需立即浸泡在盐水中，以防止氧化发黑。
②鲜山药切开时会有黏液，易滑刀伤手。用清水加少许醋洗，可减少黏液。

苦瓜

疾病—食疗粥 心脑血管

提高机体应激能力、保护心脏

每日适宜用量： 100克　　**对症营养吃法：** 煮汤食用

🍲 保护血管功效

苦瓜的维生素C含量很高，具有预防维生素C缺乏病、保护细胞膜、改善动脉粥样硬化、提高机体应激能力、保护心脏等作用。

● 苦瓜详细介绍见P003

·干贝苦瓜粥·

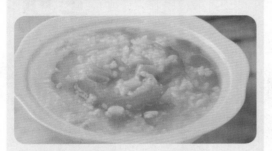

●**材料：** 大米120克，苦瓜100克，干贝35克，姜片少许

●**调料：** 盐2克，芝麻油少许

●**做法：**
①苦瓜洗净，去瓜瓤，切片。
②砂锅中注水烧开，倒入洗净的干贝，放入洗好的大米，撒入姜片，煮沸后小火煮至米粒变软。
③倒入苦瓜片，小火续煮至食材熟透，加盐、芝麻油拌煮入味即可。

> **功效** 本品具有清热解毒、滋阴补肾的功效，常食有助于降血压、降胆固醇，对冠心病有辅助调理功效。

·牛腩苦瓜燕麦粥·

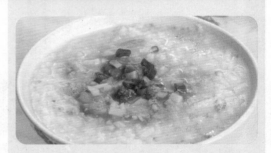

●**材料：** 牛腩80克，苦瓜、燕麦片各30克，大米100克

●**调料：** 盐、葱花各2克，姜末5克，料酒适量

●**做法：**
①苦瓜去瓤，切片；牛腩切片用料酒腌制；大米浸泡。
②大米入锅加水，煮沸；放入牛腩、苦瓜、燕麦片、姜末，中火熬煮至米粒软散；改小火，待粥熬至浓稠，加盐搅匀，盛出后撒入葱花即可。

> **功效** 本品能润肠护心，畅通血管，适合缺血性心脏病患者食用。

薏米

预防心脑血管疾病

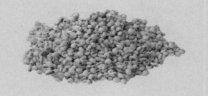

| 每日适宜用量： | **50克** | 对症营养吃法： | **煮粥食用** |

🍚 保护血管功效

薏米富含水溶性纤维，可以帮助吸附胆盐，使肠道对脂肪的吸收率变差，进而降低血脂肪、血糖，可预防心脑血管疾病。

● 薏米详细介绍见P027

·薏米绿豆粥·

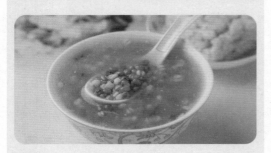

●材料：大米60克，薏米40克，鲜玉米粒、绿豆各30克

●调料：盐2克

●做法：

①大米、薏米、绿豆洗净；玉米粒洗净。

②锅中倒入适量清水，放入大米、薏米、绿豆，以大火煮至开花。

③加入玉米粒煮至浓稠状，调入盐拌匀，盛出即可。

> **功效** 本品利尿祛湿，健脾益胃，清热解毒，常食可保护心脑血管。

·皮蛋瘦肉薏米粥·

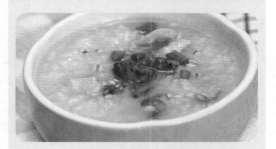

●材料：皮蛋1个，瘦肉30克，薏米50克，大米80克

●调料：盐3克，味精2克，芝麻油、胡椒粉、葱花、枸杞各适量

●做法：

①大米、薏米洗净，放入清水中浸泡；皮蛋去壳，切丁；瘦肉洗净切小块。

②砂锅注水，放入大米、薏米煮至略带黏稠状；放皮蛋、瘦肉、枸杞煮熟，加盐、味精、芝麻油、胡椒粉调匀，撒上葱花即成。

> **功效** 本品能利水祛湿，保护血管，适合心脑血管病患食用。

心脑血管

疾病 — 食疗粥

香菇

溶解胆固醇、预防冠心病

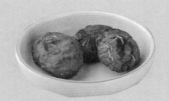

每日适宜用量： **50克**　　对症营养吃法： **煮粥食用**

👍 保护血管功效

香菇含有"香菇素"，可以溶解胆固醇，对心脏病、高脂血症患者有调理作用。

● 香菇详细介绍见P030

·鸡肉香菇干贝粥·

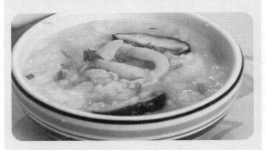

●材料： 熟鸡肉150克，香菇60克，干贝50克，大米80克

●调料： 盐3克，香菜段适量

●做法：

①香菇泡发，洗净切片；干贝泡发，压成细丝；大米淘净浸泡；熟鸡肉撕成细丝。

②大米放入锅中，加水烧沸，下入干贝、香菇，转中火熬煮至米粒开花。

③下入熟鸡肉，转文火将粥焖煮好，加盐调味，撒入香菜即可。

> **功效** 香菇能起到降压降脂的作用，与干贝、鸡肉同食，可以预防动脉硬化等疾病。

·香菇白菜瘦肉粥·

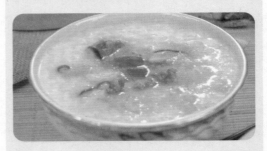

●材料： 香菇20克，白菜100克，猪瘦肉50克，枸杞适量，大米100克

●调料： 盐、味精适量

●做法：

①香菇洗净切片；白菜洗净切碎；猪瘦肉洗净剁成末；大米淘净泡好；枸杞洗净。

②锅中注水，下入大米，大火烧开，改中火，下猪肉、香菇、白菜、枸杞煮熟。

③小火将粥熬好，入盐、味精及色拉油调味即可。

> **功效** 本品能补血和胃，适合缺血性心脏病患者食用。

黄豆

防治冠心病、高血压、动脉粥样硬化

| 每日适宜用量： | 30克 | 对症营养吃法： | 煮粥食用 |

🥄 保护血管功效

　　黄豆含有丰富的亚麻油酸和磷脂，是改善冠心病、高血压、动脉粥样硬化等疾病的理想食品。

● 黄豆详细介绍见P048

·芥菜黄豆粥·

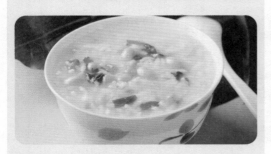

● 材料：水发黄豆100克，芥菜100克，大米80克

● 调料：盐2克，鸡粉、芝麻油各少许

● 做法：

①洗净的芥菜切成碎末，备用。

②砂锅中注入适量清水烧开，倒入洗好的黄豆、大米，搅拌均匀，用小火煲煮至食材熟透。

③倒入芥菜煮软，放盐、鸡粉、芝麻油，拌匀，煮至入味即可。

功效 黄豆含有不饱和脂肪酸，容易被人体消化吸收，还可阻止胆固醇的吸收。与芥菜同食，能降压降脂。

·三豆山药粥·

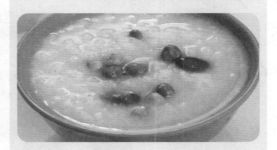

● 材料：大米100克，山药30克，黄豆、红芸豆、豌豆各适量

● 调料：白糖10克

● 做法：

①大米洗净；山药去皮洗净，切块；黄豆、红芸豆、豌豆洗净浸泡。

②锅内注水，放入大米、黄豆、红芸豆、豌豆，用大火煮至米粒绽开。

③用小火煮至粥成、闻见香味时，放入白糖调味即成。

功效 本品能补血补钙，适合缺血性心脏病患者食用。

心脑血管 疾病—食疗粥

燕麦

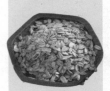

保持动脉血管的通畅

食用注意！

①燕麦仁不易煮熟，洗净后要浸泡几小时，再做饭或粥。

②用燕麦搭配大米、糙米及其他粮食、豆类作为主食，口感较好且能控制血糖。

每日适宜用量： 50~100克　**对症营养吃法：** 煮粥食用

🥄 保护血管功效

燕麦富含纤维素，有助于降低血液中的低密度脂蛋白胆固醇含量，帮助保持动脉血管的通畅。

🥄 其他功效

燕麦具有健脾益气、补虚止汗、养胃润肠的功效，有助于预防高脂血症。

宜搭配的食物及功效

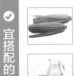 ✅ **燕麦+玉米** 丰乳

 ✅ **燕麦+牛奶** 营养丰富

 ✅ **燕麦+香蕉** 有助于提高人体免疫力

忌搭配的食物及原因

 ❌ **燕麦+红薯** 易导致胃痉挛、胀气

 ❌ **燕麦+菠菜** 易影响人体对钙的吸收

·红豆燕麦片粥·

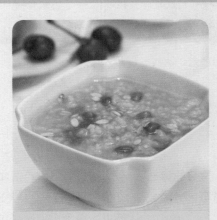

功效

本品能补血活血，益气润肠，适合缺血性心脏病患者食用。

●**材料：** 红豆30克，燕麦片20克，大米70克

●**调料：** 白糖适量

●**做法：**

①大米洗净、红豆洗净泡发。

②锅中倒入清水，放入大米、红豆煮熟。

③加入燕麦片同煮至浓稠状，调入白糖拌匀即可。

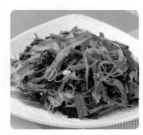

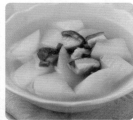

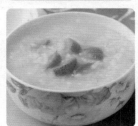

菜汤粥 | 食疗

糖尿病类疾病

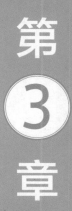

第

（3）

章

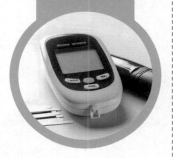

　　糖尿病是胰岛功能减退，机体对胰岛素抵抗引发的以碳水化合物、蛋白质、脂肪等代谢紊乱和高血糖为特征的代谢性疾病。中医将糖尿病归为"消渴症"，典型的症状为"三多一少"，即多饮、多尿、多食和体重逐渐减轻。糖尿病的发生是多种因素综合作用的结果，遗传因素、饮食习惯不良、缺乏运动、情绪不良等都有可能导致糖尿病。不良饮食习惯是引起糖尿病的重要原因，本章内容针对糖尿病的饮食调理，推荐相应的食谱，让读者知道即使患上糖尿病，只要合理安排饮食，糖尿病并没有想象中的那么可怕。

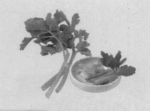

食疗菜 糖尿病

芹菜

降压降脂、预防糖尿病并发高血压

每日适宜用量： **200克** | 对症营养吃法： **炒食配餐**

🥄 降糖功效

芹菜含有大量水分、膳食纤维，有很好的饱腹感，可减少主食的摄入量，并降低餐后血糖的升高幅度，使糖尿病患者血糖保持相对稳定。

- 芹菜详细介绍见P002

·芹菜炒蛋·

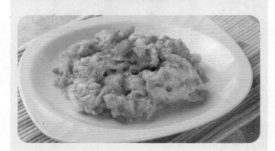

●材料： 芹菜梗70克，鸡蛋2个

●调料： 盐2克，水淀粉、食用油各适量

●做法：

①洗净的芹菜梗切成丁；鸡蛋打入碗中，加少许盐、水淀粉打散调匀，制成蛋液，备用。

②用油起锅，倒入芹菜梗翻炒，加盐翻炒至入味，倒入备好的蛋液，略炒，关火后盛出即成。

功效 本品营养丰富，有助于降低餐后血糖的升高幅度，使糖尿病患者血糖保持相对稳定。

·芹菜炒蘑菇·

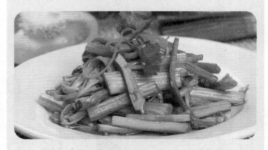

●材料： 芹菜200克，香干、蘑菇各100克

●调料： 葱末、姜末、水淀粉、生抽各适量

●做法：

①芹菜择洗干净切段；香干洗净切片；蘑菇洗净入沸水中略焯，捞出切丁。

②锅加油烧热，放入葱末、姜末爆香，放芹菜、香干、蘑菇炒熟，加盐、生抽、水淀粉，炒匀。

③关火后盛出即成。

功效 本品能润肠通便，控制血糖，适合糖尿病患者食用。

冬瓜

稳定血糖、控制体重

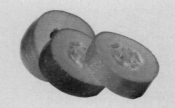

| 每日适宜用量： | **200克** | 对症营养吃法： | **炒食配餐** |

🍲 降糖功效

　　冬瓜富含膳食纤维，可降低主食中的碳水化合物在肠道中消化、吸收的速度，减少脂肪的吸收，促进胃肠蠕动，对稳定糖尿病患者餐后血糖和控制体重都有很好的辅助效果。

● 冬瓜详细介绍见P059

·西红柿炒冬瓜·

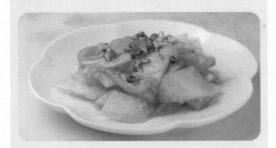

● 材料：西红柿100克，冬瓜250克，蒜末、葱花各少许

● 调料：盐2克，鸡粉2克，食用油适量

● 做法：

①洗净去皮的冬瓜切片，焯水；洗好的西红柿切块。

②用油起锅，放入蒜末炒香；倒入西红柿炒匀；放入冬瓜炒匀；加盐、鸡粉，炒匀调味；倒入水淀粉快速翻炒均匀。

③盛入盘中，撒上葱花即可。

> **功效** 本品有助于降脂降糖，适合糖尿病患者食用。

·芥蓝炒冬瓜·

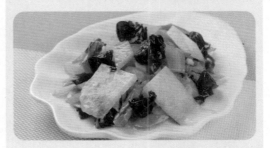

● 材料：芥蓝80克，冬瓜100克，胡萝卜40克，黑木耳35克，姜片、蒜末、葱段各少许

● 调料：盐4克，鸡粉2克，料酒、水淀粉、食用油各适量

● 做法：

①胡萝卜、冬瓜去皮切片；黑木耳、芥蓝切片，分别焯水。

②热油爆香姜片、蒜末、葱段，放所有食材、盐、鸡粉、料酒、水淀粉，翻炒均匀，盛入盘中即可。

> **功效** 本品可以减少人体对脂肪的吸收，促进胃肠蠕动，加速代谢废物的排出，对稳定糖尿病患者餐后血糖和控制体重有好处。

糖尿病 食疗菜

黄瓜

清热解暑、降糖降脂

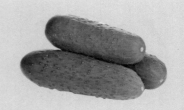

每日适宜用量： 200克　　**对症营养吃法：** 凉拌配餐

🍲 降糖功效

　　黄瓜含水量很高，食用后容易产生饱腹感，所以吃黄瓜有助于减少主食的摄入量，并稀释胃内容物，减缓餐后血糖的升高速度，稳定血糖。

● 黄瓜详细介绍见P016

·炝黄瓜条·

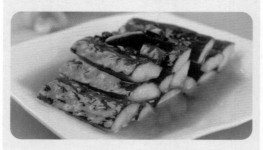

●材料：黄瓜200克，干辣椒、花椒各少许

●调料：盐3克，鸡粉2克，水淀粉10毫升，凉拌醋、生抽、食用油各适量

●做法：
①黄瓜洗净切条，加盐拌匀腌渍10分钟。
②锅中放油烧热，放花椒炒香后滤出，放干辣椒炒香，倒入清水，淋凉拌醋，加生抽、盐、鸡粉，放入黄瓜条炒匀，加水淀粉勾芡，炒匀后盛盘，浇上锅中余下的汤汁即可。

功效 本品有利于减缓餐后血糖的升高速度，有利于稳定血糖，对糖尿病有一定的调节功效。

·蓑衣黄瓜·

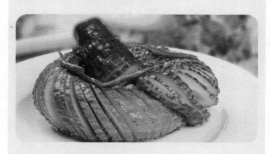

●材料：嫩黄瓜2根

●调料：干红辣椒2个，盐、味精、香叶各适量

●做法：
①黄瓜洗净，分别从两侧斜向切花刀，切成蓑衣状（注意不能切断）。
②将适量开水倒入碗中，放入所有调味料，制成味汁。
③待开水凉后，将切好的黄瓜放入其中腌渍24小时即可。

功效 本品能清凉生津，降低血糖，适合糖尿病患者食用。

菠菜

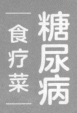

调节糖脂代谢、改善糖尿病口渴症状

每日适宜用量： 200克　　**对症营养吃法：** 凉拌配餐

👍 降糖功效

　　菠菜中含有的菠菜皂苷有助于维持血糖水平；菠菜的维生素及膳食纤维含量很高，经常食用有利于改善糖尿病患者自身的糖、脂代谢功能。

● 菠菜详细介绍见P054

·菠菜拌粉丝·

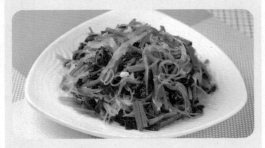

● 材料： 菠菜130克，红椒15克，水发粉丝70克，蒜末少许

● 调料： 盐2克，鸡粉2克，生抽、芝麻油各适量

● 做法：

①菠菜切段，泡好的粉丝切段，红椒切丝；分别焯水，捞出备用。

②取碗，放入菠菜、红椒、粉丝、蒜末，撒盐、鸡粉、生抽、芝麻油，搅拌均匀，盛出，装盘即可。

功效 本品可以调节糖代谢，生津止渴，改善糖尿病患者口渴症状。

·菠菜花生仁·

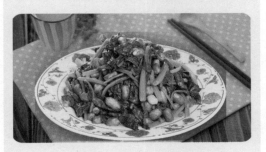

● 材料： 菠菜400克，花生仁200克

● 调料： 陈醋、香油、盐、鸡精各适量

● 做法：

①菠菜洗净，切段，焯水，装盘；花生仁先入油锅炸熟，捞出，控干油后倒在菠菜上。

②加入陈醋、香油、鸡精和盐，充分搅拌均匀即可食用。

功效 本品能润肠通便，降糖降脂，适合糖尿病患者食用。

食疗菜 糖尿病

海带

降低血糖、防治动脉粥样硬化

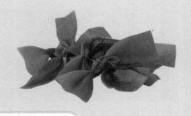

每日适宜用量：	50克	对症营养吃法：	凉拌配餐

🍲 降糖功效

　　海带中富含碘，有助于提高人体内生物活性物质的活性，促进葡萄糖和脂肪酸在肝脏、肌肉组织中的代谢，发挥降血糖和降血脂作用，有助于防治糖尿病并发高血脂。

● 海带详细介绍见P023

·素炒海带结·

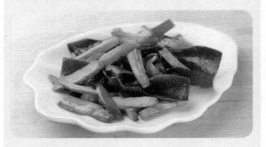

●材料：海带结300克，香干80克，洋葱60克，彩椒40克，葱段少许

●调料：盐2克，鸡粉2克，水淀粉4毫升，生抽、食用油各适量

●做法：
①洗净的香干、彩椒、洋葱切条；洗净的海带结焯水。
②用油起锅，倒入香干、洋葱、彩椒，炒匀；放入海带结，快速翻炒匀；加生抽、盐、鸡粉、水淀粉快速炒匀即成。

功效 本品有助于增加糖尿病患者的糖耐量，降血糖作用非常明显。

·海带拌彩椒·

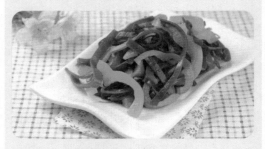

●材料：海带150克，彩椒100克，蒜末、葱花各少许

●调料：盐3克，鸡粉2克，生抽、陈醋、芝麻油各适量

●做法：
①海带切丝；彩椒去籽切丝。
②彩椒、海带焯水，捞出。
③将彩椒和海带放入碗中，倒入蒜末、葱花、生抽、盐、鸡粉、陈醋、芝麻油，拌匀调味，将拌好的食材装入碗中即成。

功效 本品有助于降低血液中的血糖量，同时预防动脉粥样硬化。

| 每日适宜用量： | **200克** | 对症营养吃法： | **炒食配餐** |

🥢 **降糖功效**

油菜富含维生素C，能有效抗氧化，维持血管弹性，降低糖尿病并发心脑血管疾病的发病率。

🥢 **其他功效**

油菜解毒消肿，特别适宜口腔溃疡、口角湿白、齿龈出血、牙齿松动、瘀血腹痛及高血压、高脂血症患者食用。

<table>
<tr><td rowspan="3">✓
宜搭配的食物及功效</td><td></td><td> **油菜+香菇**
预防癌症</td></tr>
<tr><td></td><td>✓ **油菜+虾仁**
增加钙吸收</td></tr>
<tr><td></td><td>✓ **油菜+豆腐**
增强免疫力</td></tr>
</table>

<table>
<tr><td rowspan="2">✗
忌搭配的食物及原因</td><td></td><td> **油菜+山药**
易影响营养素的吸收</td></tr>
<tr><td></td><td> **油菜+南瓜**
易降低油菜的营养价值</td></tr>
</table>

· 双冬扒油菜 ·

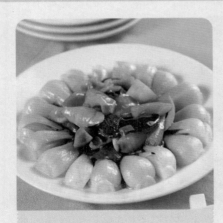

●材料：油菜500克，冬菇50克，冬笋50克

●调料：盐5克，味精2克，蚝油、老抽适量，水淀粉、麻油各少许

●做法：
①油菜洗净，焯烫；热油放油菜翻炒，加盐、味精炒熟，摆盘成圆形。
②冬菇、冬笋洗净，入油锅中煸炒，加蚝油、水、老抽、盐、味精，焖至熟。加水淀粉勾芡并调入麻油，盛入盘中即成。

【功效】

本品脂肪含量较低，且膳食纤维丰富，可增加患者饱腹感，减少食物摄入，降脂减肥。

糖尿病
食疗菜

油菜

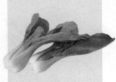

抗氧化、降血糖

食用注意！
①孕早期女性、痤疮、眼病、疥疮、狐臭等患者要少食。
②油菜现做现切，并用大火爆炒，这样既可保持鲜脆，又可保护营养成分。

糖尿病 食疗菜

西葫芦

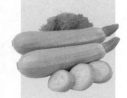

清除体内自由基、预防并发症

食用注意！
①表面晦暗、有凹陷或失水的为较老的西葫芦，食用口感较差。
②西葫芦烹调时不宜煮得太烂，否则营养容易流失。

每日适宜用量：100~200克	对症营养吃法：凉拌配餐

🍲 降糖功效

西葫芦是低脂肪、低糖的蔬菜，适合糖尿病患者食用。西葫芦富含维生素C，可增强胰岛素的作用，调节血糖。

🍲 其他功效

西葫芦含有较多水分、维生素等，适合糖尿病并发口腔溃疡、牙周疾病、水肿、肾炎等患者食用。

宜搭配的食物及功效

 ✅ **西葫芦+鸡蛋**
补充优质蛋白

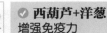 ✅ **西葫芦+洋葱**
增强免疫力

 ✅ **西葫芦+韭菜**
清热利尿

忌搭配的食物及原因

 ❌ **西葫芦+芦笋**
易伤脾胃

 ❌ **西葫芦+西瓜**
易刺激肠胃

 ❌ **西葫芦+螃蟹**
易导致腹泻、腹痛

·果仁凉拌西葫芦·

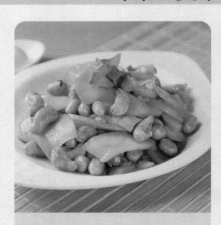

功效

本品补中益气，抗氧化能力强，可以帮助清除体内自由基，预防糖尿病并发症的发生。

●**材料：** 花生米100克，腰果80克，西葫芦400克，蒜末、葱花各少许

●**调料：** 盐4克，鸡粉3克，生抽、芝麻油、食用油各适量

●**做法：**
①西葫芦切片，加油、盐焯1分钟；花生米、腰果入沸水煮熟捞出。
②热锅注油烧至四成热，放花生米、腰果，炸香，沥干油备用。
③西葫芦倒入碗中，加入盐、鸡粉、生抽、蒜末、葱花，拌匀，再加入芝麻油、花生米、腰果，搅拌匀，装盘即成。

每日适宜用量：	100~200克	对症营养吃法：	拌菜配餐

👍 降糖功效

紫甘蓝中的丙醇二酸，可有利于阻止糖在人体内转化为脂肪；其含有的铬元素可提高胰岛素活性，对血糖和血脂都有良好的调节作用。

👍 其他功效

常吃紫甘蓝能帮助降低血胆固醇，预防糖尿病并发心脑血管疾病的发生。

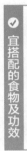宜搭配的食物及功效

✅ 紫甘蓝+海米
补碘

✅ 紫甘蓝+大蒜
促进代谢

✅ 紫甘蓝+胡萝卜
增强免疫力

忌搭配的食物及原因

❌ 紫甘蓝+苹果
易影响营养吸收

❌ 紫甘蓝+黄瓜
易降低食品营养价值

糖尿病 食疗菜

紫甘蓝

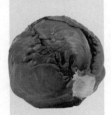

提高胰岛素活性、调节血脂和血糖

·鲜虾紫甘蓝沙拉·

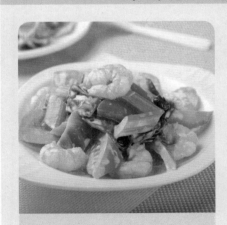

功效

本品有助于提高胰岛素活性，从而起到调节血脂和血糖含量的功效。

● 材料：虾仁70克，西红柿130克，彩椒50克，紫甘蓝60克，西芹70克

● 调料：沙拉酱15克，料酒、盐适量

● 做法：

① 西芹切段；西红柿切成瓣；彩椒切成小块；紫甘蓝切块备用。

② 西芹、彩椒、紫甘蓝焯煮断生；虾仁加料酒，煮1分钟至熟备用。

③ 将西芹、彩椒、紫甘蓝、西红柿、虾仁、沙拉酱、盐放入碗中，搅拌匀，盛出，装入盘中即可。

食用注意！

① 紫甘蓝性偏寒，所以脾胃虚寒、消化不良的人不适合生吃。

② 患有皮肤瘙痒性疾病、眼部充血者忌食。

③ 肺炎患者不宜大量食用。

糖尿病食疗菜

黄豆芽

降低餐后血糖、促进胆固醇排出、

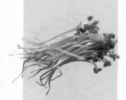

食用注意！

①慢性腹泻或脾胃虚寒者不宜多吃。

②烹调黄豆芽加少量食醋，能减少维生素破坏。

③特别雪白和有刺激味道的豆芽可能经过硫熏，不宜食用。

| 每日适宜用量： | **100克** | 对症营养吃法： | **炒食配餐** |

🍚 降糖功效

黄豆芽含有的维生素B_1可以促进肝糖原合成，并促进胰岛素的分泌，降低餐后血糖。

🍚 其他功效

黄豆芽富含维生素C，可减少胆固醇在动脉内壁沉积。黄豆芽中含有的维生素E能够保护各组织器官的细胞，避免自由基对人体的伤害。

宜搭配的食物及功效

✅ **黄豆芽+牛肉**
提高免疫力

✅ **黄豆芽+鲫鱼**
补充蛋白质

✅ **黄豆芽+芹菜**
降压降脂

忌搭配的食物及原因

❌ **黄豆芽+皮蛋**
易导致腹泻

❌ **黄豆芽+猪肝**
易破坏维生素

❌ **黄豆芽+黄瓜**
易降低食品营养价值

· 醋香黄豆芽 ·

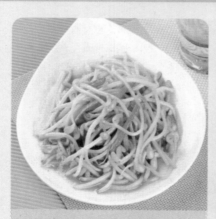

功效

本品可以促进胆固醇代谢，并能降低餐后血糖。

●材料：黄豆芽150克，红椒40克，蒜末、葱段各少许

●调料：盐2克，陈醋、水淀粉、料酒、食用油各适量

●做法：

①将红椒洗净切开，去籽，切成丝。

②锅中注入清水烧开，加食用油，放入黄豆芽，焯煮1分钟，捞出。

③锅中注油烧热，放蒜末、葱段，爆香。倒入黄豆芽、红椒，加适量料酒，炒香。

④放入盐、陈醋，炒匀调味，倒入适量水淀粉，快速拌炒均匀，装盘即可。

| 每日适宜用量： | **100~200克** | 对症营养吃法： | **炒食配餐** |

🍲 **降糖功效**

　　空心菜中富含膳食纤维，有助于减缓肠道内糖的吸收速度，减少脂肪的吸收，可以降低餐后血糖的升高幅度，有助于血糖的稳定。

🍲 **其他功效**

　　空心菜中的不溶性纤维对防治便秘及减少肠道癌变有积极的作用。

<table>
<tr><td rowspan="3">宜搭配的食物及功效</td><td></td><td>✅ **空心菜+豆腐**
降低酮酸症发病风险</td></tr>
<tr><td></td><td>✅ **空心菜+甜椒**
调节血压</td></tr>
<tr><td></td><td>✅ **空心菜+橄榄油**
抗衰老</td></tr>
</table>

<table>
<tr><td rowspan="3">忌搭配的食物及原因</td><td></td><td>❌ **空心菜+牛奶**
易影响钙质吸收</td></tr>
<tr><td></td><td>❌ **空心菜+乳酪**
易影响钙质吸收</td></tr>
<tr><td></td><td>❌ **空心菜+螃蟹**
易引起腹痛、腹泻</td></tr>
</table>

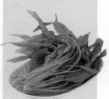

糖尿病
食疗菜

空心菜

预防糖尿病眼病、保护视力

食用注意！
①空心菜植株矮小，容易受土壤中的虫卵和微生物等污染，一定要洗净再烹调。
②空心菜性凉，脾虚、腹泻者不宜一次吃太多。

· 肉末空心菜 ·

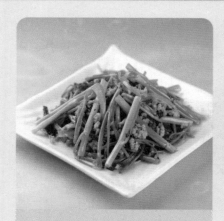

功效

空心菜有助于预防糖尿病眼病，改善视力受损。

●**材料：** 空心菜200克，肉末100克，彩椒40克，姜丝少许

●**调料：** 盐、鸡粉各2克，料酒、生抽、食用油各适量

●**做法：**
①空心菜洗净切段；彩椒洗净切丝。
②用油起锅，倒入肉末，大火翻炒至松散；淋入料酒、生抽，加入姜丝、空心菜，翻炒至熟软，倒入彩椒丝，翻炒匀。
③加入盐、鸡粉，翻炒至食材入味。
④关火后盛出，装入盘中即成。

糖尿病食疗菜

西蓝花

降低餐后血糖

食用注意！
①西蓝花不能过度烹饪，如果炒得泛黄，不仅口感、味道会变差，还会损失营养。
②烹调西蓝花前先用淡盐水浸泡，可去除浮土和其他杂质。

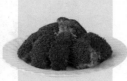

每日适宜用量： 100~200克　　**对症营养吃法：** 炒食配餐

🍲 降糖功效

西蓝花属于高膳食纤维的蔬菜，能降低肠道对葡萄糖的吸收，从而发挥降低餐后血糖的作用。

🍲 其他功效

西蓝花能起到阻止癌前病变细胞形成的作用，抑制癌肿生长，尤其是在防治胃癌、乳腺癌方面效果尤佳。

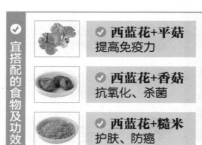

宜搭配的食物及功效

- ✅ **西蓝花+平菇** 提高免疫力
- ✅ **西蓝花+香菇** 抗氧化、杀菌
- ✅ **西蓝花+糙米** 护肤、防癌

忌搭配的食物及原因

- ❌ **西蓝花+牛奶** 易影响钙质吸收
- ❌ **西蓝花+猪肝** 易破坏矿物质元素
- ❌ **西蓝花+豆腐** 易影响钙的吸收

·杏鲍菇扣西蓝花·

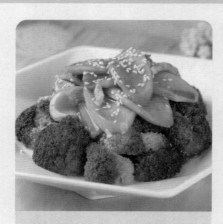

功效

西蓝花有助于降低糖尿病患者餐后血糖含量，提高人体免疫力。

●**材料：** 杏鲍菇200克，西蓝花300克，白芝麻、姜片、葱段各少许

●**调料：** 盐5克，鸡粉2克，蚝油、陈醋、生抽、料酒、水淀粉、食用油各适量

●**做法：**

①杏鲍菇切片；西蓝花切块，焯1分钟沥干摆盘；杏鲍菇焯熟备用。

②热油爆香姜片、葱段，放杏鲍菇、料酒、生抽、蚝油、清水、盐、鸡粉、陈醋、水淀粉，翻炒均匀。关火后盛入盘中，再撒上白芝麻即可。

每日适宜用量： **80克**　　对症营养吃法： **烧菜配餐**

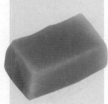

糖尿病
食疗菜

魔芋

升高 抑制餐后血糖

降糖功效

魔芋中的膳食纤维能加快肠道蠕动，在减少葡萄糖吸收的同时，能改善糖耐量和神经末梢对胰岛素的感受性，减轻胰脏的负担，使糖尿病患者的糖代谢处于良性循环。

其他功效

魔芋可以促进胃肠蠕动，加快排泄，防止便秘的发生。

宜搭配的食物及功效		
	✅ **魔芋+猪肉**	补中益气
	✅ **魔芋+青豆**	降糖、降脂
	✅ **魔芋+豆腐**	减肥瘦身

忌搭配的食物及原因		
	❌ **魔芋+螃蟹**	易导致皮肤过敏
	❌ **魔芋+柿子**	易引起消化不良或胃结石
	❌ **魔芋+西瓜**	易引起胃肠道不适

·红烧魔芋·

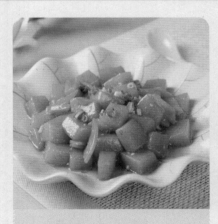

●材料： 魔芋300克，胡萝卜40克，蒜末、葱花各少许

●调料： 盐2克，鸡粉2克，生抽、水淀粉、食用油各适量

●做法：

①胡萝卜切菱形片；魔芋切小方块，焯煮2分钟至食材断生，捞出备用。

②炒锅注油烧热，放入蒜末、焯过水的食材，翻炒均匀；转小火，加入盐、鸡粉、生抽、淀粉，翻炒匀，至食材入味；关火后盛出炒好的食材，撒上葱花即可。

功效

魔芋可以增加饱腹感，减少主食摄入量，且不能被人体消化吸收，从而可以减缓餐后血糖上升速度，有利于稳定血糖。

食用注意！

①鲜魔芋有毒，必须煎煮3小时以上才可食用。

②魔芋性寒，且不易消化，消化不良、脾胃虚弱、伤寒感冒者应少食。

糖尿病 食疗菜

鳕鱼

降低糖尿病性心脑血管疾病的发病率

食用注意！
①糖尿病并发痛风发作期患者忌食，尿酸过高者应少吃。
③鳕鱼宜与黑木耳、香菇等菌类，或与芦笋等同食，可提高免疫力。

每日适宜用量： 80克　　**对症营养吃法：** 炖煮配餐

👍 降糖功效

鳕鱼含丰富蛋白质、不饱和脂肪酸、维生素和钙、镁、硒等营养元素，可提供人体所需的必需氨基酸和脂肪酸，且不会大幅升高血糖。

👍 其他功效

鳕鱼对于跌打损伤、褥疮、烧伤的创面等有一定的食疗效果。

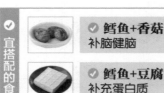

宜搭配的食物及功效

- ✅ **鳕鱼+香菇** 补脑健脑
- ✅ **鳕鱼+豆腐** 补充蛋白质
- ✅ **鳕鱼+西蓝花** 防癌抗癌

忌搭配的食物及原因

- ❌ **鳕鱼+香肠** 易损伤肝功能
- ❌ **鳕鱼+豆制品** 易降低营养价值
- ❌ **鳕鱼+柿子** 易影响消化，不利于健康

· 四宝鳕鱼丁 ·

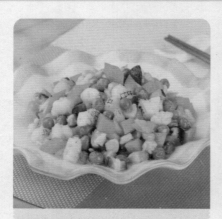

- ●**材料：** 鳕鱼肉200克，胡萝卜、豌豆、玉米粒各100克，鲜香菇50克，姜片少许

- ●**调料：** 盐3克，鸡粉2克，料酒、水淀粉、食用油各适量

- ●**做法：**
①胡萝卜、香菇、鳕鱼肉切丁；鳕鱼用盐、鸡粉、水淀粉、食用油拌匀腌渍，入锅滑油至熟备用。
②热油放入姜片爆香，放胡萝卜、豌豆、香菇、玉米粒炒熟，放鳕鱼丁，加盐、鸡粉、料酒炒匀调味即可。

功效

鱼肉中含有丰富的镁元素，对心血管系统有保护作用，有利于预防高血压、心肌梗死等疾病。

白萝卜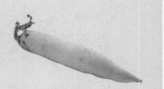

有助于降低餐后血糖

食疗汤 糖尿病

| 每日适宜用量： | **100克** | 对症营养吃法： | **煮汤食用** |

🍲 降糖功效

　　白萝卜因其富含膳食纤维，吃后容易产生饱胀感，还可以延缓食物的消化吸收，有助于降低餐后血糖。

● 白萝卜详细介绍见P019

·香菇白萝卜汤·

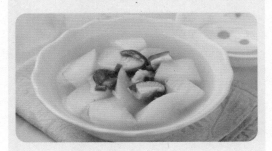

●材料： 白萝卜200克，香菇100克，香葱叶少许

●调料： 盐、鸡粉各2克，食用油适量

●做法：

①泡发好的干香菇去蒂，切条；白萝卜洗净，切片。

②砂锅内注入清水烧开，放入香菇、白萝卜，大火烧开，小火煮到萝卜片变软、透明。

③加盐、鸡粉调味，撒上香葱叶装饰即可。

功效 白萝卜能促进胃肠蠕动，有助排便，也能减少肠道对糖类的吸收，能有效预防血糖的升高。

·白萝卜猪展汤·

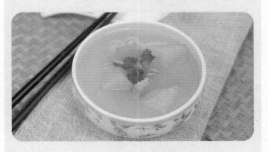

●材料： 白萝卜80克，猪展（猪小腿肉）130克，香菜、姜各适量

●调料： 盐2克

●做法：

①白萝卜洗净去皮，切块；猪展洗净切成小块；香菜洗净；姜洗净，去皮切片。

②猪展焯去血水后捞出。

③取砂煲，将白萝卜、猪展、姜片一同放入，加清水大火煮沸后改小火炖煮熟，加盐调味后盛出，用香菜叶子点缀即可。

功效 本品有利于控制血糖，适合糖尿病患者食用。

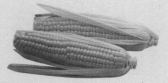

玉米

食疗汤 糖尿病

补充叶黄素和玉米黄质、防治糖尿病眼病

每日适宜用量： 100克　　**对症营养吃法：** 煮汤食用

🍴 降糖功效

玉米中含有丰富的膳食纤维，可减缓碳水化合物的消化和吸收，有利于降低餐后血糖的升高幅度，使血糖更平稳。

● 玉米详细介绍见P009

·葫芦瓜玉米排骨汤·

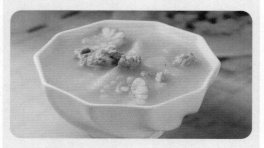

●材料：排骨段200克，葫芦瓜200克，玉米棒200克

●调料：姜片少许，盐、鸡粉、料酒各适量

●做法：

①玉米切段；葫芦瓜去皮切块；排骨段入冷水锅，焯去血渍后捞出待用。

②砂锅注水烧开，放入排骨、姜片、料酒、玉米，煮沸后转小火煮约1小时，至排骨熟软；放入葫芦瓜，小火续煮约15分钟；加盐、鸡粉，续煮入味即成。

功效 本品中含有丰富的膳食纤维，可减缓碳水化合物的消化和吸收，降低餐后血糖的升高幅度，适合糖尿病患者食用。

·玉米节瓜煲排骨·

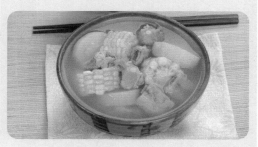

●材料：排骨250克，玉米100克，节瓜150克

●调料：盐3克，鸡精5克

●做法：

①排骨、玉米均洗净，斩件；节瓜去皮洗净，切厚片。

②瓦煲中注水烧开，放入排骨煲尽血渍，倒出洗净。

③将排骨、玉米、节瓜放入瓦煲内，加适量水大火烧开，改小火煲炖熟；加盐、鸡精调味即可。

功效 本品能促进糖代谢，适合糖尿病患者食用。

香菇

降低血糖、改善糖尿病症状

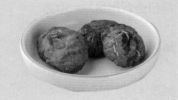

糖尿病 食疗汤

| 每日适宜用量： | **50克** | 对症营养吃法： | **煲汤食用** |

🍲 降糖功效

　　香菇中丰富的硒具有促进代谢、保护组织细胞等功能，可保护胰岛细胞，有助于维持自身胰岛素的分泌功能。

● 香菇详细介绍见P030

· 香菇鸡腿汤 ·

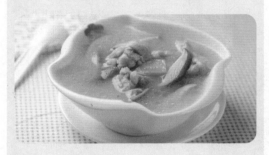

● **材料：** 鸡腿100克，鲜香菇40克，胡萝卜25克

● **调料：** 盐2克，料酒、鸡汁、食用油各适量

● **做法：**

①胡萝卜去皮切片；香菇去蒂洗净，切粗丝；鸡腿洗净斩成块，焯烫去血水待用。

②用油起锅，放入香菇丝、鸡腿、料酒、清水、胡萝卜片、鸡汁、盐，拌匀调味，煮沸后用小火续煮约20分钟即成。

> **功效** 本品有助于保护、修复胰岛细胞免受有害物质自由基的损害，维持正常的胰岛素分泌功能，从而降低血糖。

· 山珍煲鸡汤 ·

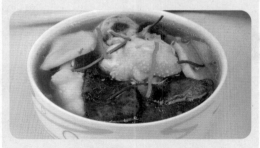

● **材料：** 肉鸡300克，榛蘑150克，香菇100克，杏鲍菇60克

● **调料：** 精盐少许，味精2克，葱、姜各5克，香菜3克

● **做法：**

①肉鸡洗净剁块；榛蘑、香菇洗净；杏鲍菇切片备用。

②油锅爆香葱、姜，下入鸡块煸炒1分钟，倒入水烧沸；下入榛蘑、香菇、杏鲍菇，调入精盐、味精，煲熟撒入香菜即可。

> **功效** 本品有助于降低餐后血糖，适合糖尿病患者食用。

糖尿病 食疗汤

黑豆

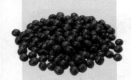

功能 降低血糖、保护心脑血管、调节消化

食用注意！

①生黑豆难以消化，会引起腹胀、腹泻等不适，因此一定要充分煮熟食用。

②豆制品易产气，一次吃太多黑豆，会引起明显的腹胀不适。

每日适宜用量： 30克　　**对症营养吃法：** 煮汤食用

🍵 降糖功效

黑豆中富含优质蛋白质，糖尿病患者血糖水平较高对蛋白质的需求比健康人高，可以经常吃黑豆补充。黑豆对糖尿病患者调节血糖、改善代谢都很有益。

🍵 其他功效

黑豆有健脾、补肾的功效，适合体虚、肾虚者食用。

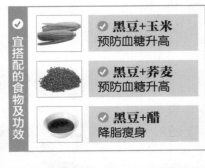

宜搭配的食物及功效

- ✅ 黑豆+玉米　预防血糖升高
- ✅ 黑豆+荞麦　预防血糖升高
- ✅ 黑豆+醋　降脂瘦身

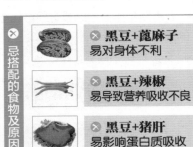

忌搭配的食物及原因

- ❌ 黑豆+蓖麻子　易对身体不利
- ❌ 黑豆+辣椒　易导致营养吸收不良
- ❌ 黑豆+猪肝　易影响蛋白质吸收

·黑豆莲藕鸡汤·

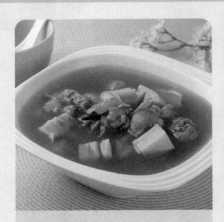

●**材料：** 黑豆100克，鸡肉300克，莲藕180克，姜片少许

●**调料：** 料酒、盐、鸡粉各少许

●**做法：**

①莲藕改切成丁；鸡肉斩成小块，焯煮去血水，待用。

②砂锅中注入清水烧开，放入姜片、鸡块、黑豆、藕丁，淋入料酒，煮沸后小火炖煮至食材熟透。

③加入盐、鸡粉，续煮片刻，至食材入味，关火后盛入汤碗中即成。

功效

本品有助于降低血脂，保护心脑血管，同时还能调节消化功能。

白菜

减缓餐后血糖上升速度

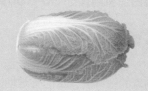

糖尿病
食疗汤

| 每日适宜用量： | 100~200克 | 对症营养吃法： | 煮汤食用 |

🥄 降糖功效

白菜中富含水分和膳食纤维，能提供较强的饱腹感，减少糖尿病患者吃主食的量，从而减慢餐后血糖的升高幅度。

● 白菜详细介绍见P072

·大白菜老鸭汤·

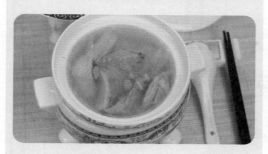

●材料：老鸭肉350克，大白菜150克，生姜、枸杞各15克

●调料：盐、鸡精各适量

●做法：

①老鸭处理干净切件，焯水；大白菜洗净，切段；生姜洗净，切片；枸杞洗净，浸泡。

②锅中注水，烧沸后放入老鸭肉、生姜、枸杞，以小火炖至熟透。

③放入大白菜，大火炖30分钟后调入盐、鸡精即可食用。

功效 本品可增强饱腹感；同时促进胃肠蠕动，延缓餐后血糖上升速度。

·翡翠白菜汤·

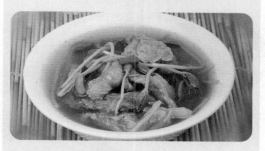

●材料：白菜叶150克，豆苗50克，猪瘦肉30克

●调料：葱末、姜末、香油、盐各适量

●做法：

①白菜叶洗净撕块；豆苗择洗净；猪瘦肉洗净，切片备用。

②锅置火上，倒入油，将葱、姜爆香；下入猪肉煸炒；下入白菜、豆苗翻炒；倒入水，调入盐煲至熟，淋入香油即可。

功效 本品能清热生津，畅通血管，有利于保护糖尿病患者的血管。

糖尿病食疗汤

豆腐

每日适宜用量： 80~100克　　**对症营养吃法：** 煮汤食用

🥄 降糖功效

豆腐由大豆制成，大豆中含有大量的可溶性膳食纤维，有助于增强胰岛素的敏感度，从而有效地调节血糖。

🥄 其他功效

豆腐能益中宽气，生津润燥，清热解毒，和脾胃，还可以保护肝脏，促进机体代谢，有益于神经、血管系统健康。

宜搭配的食物及功效

✅ **豆腐+鱼**
补钙、预防骨质疏松症

✅ **豆腐+蛤蜊**
滋阴润燥、补钙

忌搭配的食物及原因

❌ **豆腐+蜂蜜**
易引发腹泻

❌ **豆腐+空心菜**
易导致钙质消化吸收不良

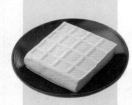

抑制胆固醇的摄入、降低血糖

食用注意！
①将鲜豆腐放在淡盐水中泡半小时之后再烹调，较不易破碎。
②豆腐烹调前，先用开水焯煮几分钟，便可除去涩味异味，使味道口感更好。

· 黄豆蛤蜊豆腐汤 ·

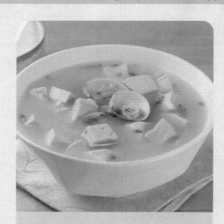

功效

本品不仅具有滋阴清热、降压降糖的功效，还能提高人体免疫力，适合糖尿病患者食用。

●**材料：** 黄豆95克，豆腐200克，蛤蜊200克，姜片、葱花各少许

●**调料：** 盐2克，鸡粉、胡椒粉各适量

●**做法：**
①蛤蜊洗净；豆腐洗净切条，再切成小方块。
②锅中注水烧开，倒入洗净的黄豆，小火煮至熟软。
③倒入豆腐、蛤蜊，放姜片，加盐、鸡粉调味，煮至熟透，放胡椒粉拌匀，装碗后撒上葱花即成。

每日适宜用量：100~200克　　**对症营养吃法：煮汤食用**

🥄 降糖功效

丝瓜属于低热量、高钾、低钠的食品，对于糖尿病患者控制饮食、稳定血糖和预防高血压并发症有很好的作用。

🥄 其他功效

丝瓜性凉，有清热凉血、通络、利尿等功效，适于有燥热烦渴、口臭、牙龈肿胀、小便黄炽、便秘等症状者食用。

宜搭配的食物及功效

 ✅ **丝瓜+毛豆** 降低胆固醇

 ✅ **丝瓜+鸡肉** 清热利肠

 ✅ **丝瓜+蛤蜊** 清热利湿

忌搭配的食物及原因

 ❌ **丝瓜+菠菜** 易引起腹泻

 ❌ **丝瓜+芦荟** 易引起腹痛、腹泻

 ❌ **丝瓜+胡萝卜** 易影响食品营养价值

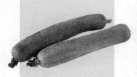

糖尿病食疗汤

丝瓜

降低胆固醇、防治糖尿病并发高脂血症

· 丝瓜蛤蜊豆腐汤 ·

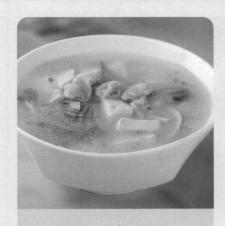

功效

本品可以降低血中胆固醇含量，预防糖尿病并发高脂血症。

● **材料**：蛤蜊400克，豆腐150克，丝瓜100克，姜片、葱花各少许

● **调料**：盐、鸡粉各2克，胡椒粉、食用油各适量

● **做法**：

①丝瓜、豆腐切块；蛤蜊洗净，去除内脏，洗净待用。

②锅中注入清水烧开，加入食用油、盐、鸡粉、姜片、豆腐块、蛤蜊，搅拌匀，大火煮约4分钟；倒入丝瓜块，再煮至食材熟透；撒上胡椒粉，续煮至汤汁入味，盛出即可。

食用注意！

①丝瓜性凉，多食易致泄泻，脾胃虚寒者严重腹泻时不宜食用；阳痿者也不宜多食丝瓜，尤其不宜多食丝瓜皮，以免引起滑精。

糖尿病食疗汤

豌豆苗

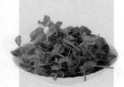

抗氧化、预防糖尿病眼病

食用注意！

①豌豆苗不宜烹调过长时间，以免造成维生素的损失，降低其营养价值。

②日常食用豌豆苗最好搭配一些肉类蛋类同吃，使营养均衡。

每日适宜用量： 50~100克　　**对症营养吃法：** 煮汤食用

🥄 降糖功效

豌豆苗中含有维生素、钙、镁、钾等多种营养成分，其富含的膳食纤维有助于减缓肠道内糖类和脂肪的吸收，从而降低餐后血糖的升高幅度。

🥄 其他功效

豌豆苗含丰富的胡萝卜素，有助于防治糖尿病眼病，保护视力。

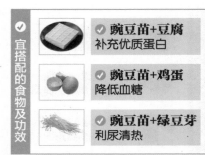

宜搭配的食物及功效

- ✔ 豌豆苗+豆腐　补充优质蛋白
- ✔ 豌豆苗+鸡蛋　降低血糖
- ✔ 豌豆苗+绿豆芽　利尿清热

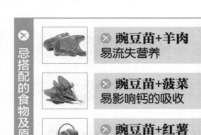

忌搭配的食物及原因

- ✖ 豌豆苗+羊肉　易流失营养
- ✖ 豌豆苗+菠菜　易影响钙的吸收
- ✖ 豌豆苗+红薯　易引起胃肠胀气

·豌豆苗鸡蛋汤·

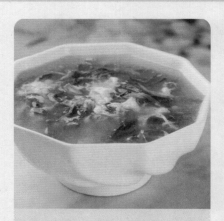

功效

本品富含膳食纤维，能减缓肠道内糖类和脂肪的吸收，降低餐后血糖的升高幅度，有助于血糖的稳定。

●**材料：** 豌豆苗200克，鸡蛋1个

●**调料：** 盐3克，鸡粉2克，胡椒粉、食用油各适量

●**做法：**

①鸡蛋打入碗中，打散备用。

②锅中注入清水烧开，倒入食用油，加入盐、鸡粉、胡椒粉、豌豆苗，煮至熟软。

③倒入备好的鸡蛋液，煮至汤中浮起蛋花；关火后盛出煮好的鸡蛋汤，装入汤碗中即可。

| 每日适宜用量： | 60~100克 | 对症营养吃法： | 炖汤食用 |

🍲 降糖功效

鸽肉能补肝益肾，益气养血，适合体形消瘦的糖尿病患者食用。

🍲 其他功效

常吃乳鸽具有改善皮肤弹性，促进血液循环、令面色红润等效果。此外，鸽肉所含多种氨基酸可促进体内蛋白质的合成，加快创伤愈合。

<table>
<tr><td rowspan="3">宜搭配的食物及功效</td><td></td><td>✅ **鸽肉+香菇**
补肾滋阴、益气建中</td><td rowspan="3">忌搭配的食物及原因</td><td></td><td>❌ **鸽肉+猪肉**
易导致滞气</td></tr>
<tr><td></td><td>✅ **鸽肉+板栗**
补肝益肾、健脾止泻</td><td></td><td>❌ **鸽肉+黑木耳**
易使人面部生黑斑</td></tr>
<tr><td></td><td>✅ **鸽肉+山药**
健脾益气、开胃增食</td><td></td><td>❌ **鸽肉+猪肝**
易引起口腔溃疡</td></tr>
</table>

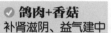

· 四宝炖乳鸽 ·

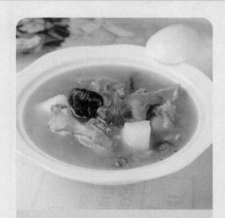

功效

本品可以补充大量优质蛋白，有补益肝肾、益气补血之功效，适合糖尿病患者食用。

●**材料**：乳鸽1只，山药200克，姜片20克，水发香菇45克，远志10克，枸杞8克

●**调料**：料酒、盐、鸡粉各适量

●**做法**：
①山药去皮切块；泡发洗净的香菇撕块；乳鸽切块，焯去血水备用。
②砂锅中注入清水烧开，放入远志、枸杞、姜片、香菇、乳鸽肉、料酒，烧开后小火炖至食材熟烂；放山药，再炖至山药熟软；加盐、鸡粉搅匀，盛出装入碗中即可。

糖尿病
食疗汤

鸽肉

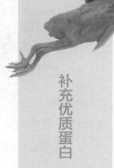

补充优质蛋白

食用注意！
①鸽肉鲜嫩味美，清蒸或煲汤能最大限度地保存其营养成分。
②鸽肉四季都可食用，但以春、夏最肥美，搭配黄芪、枸杞蒸食能健脑明目。

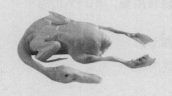

糖尿病 食疗汤

鸭肉

稳定血糖、防治心血管疾病

每日适宜用量： 100克　　**对症营养吃法：** 煮汤食用

🥄 降糖功效

　　鸭肉所含的脂肪较少，用来替代猪肉、牛肉食用有助于降低胆固醇，对糖尿病患者有保健作用，能预防糖尿病并发心血管疾病。

● 鸭肉详细介绍见P024

·酸萝卜老鸭汤·

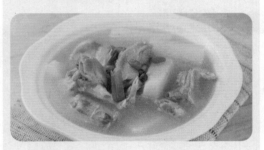

●材料：老鸭肉块500克，酸萝卜200克，姜片、花椒各适量

●调料：盐3克，鸡粉2克，料酒适量

●做法：

①鸭肉块焯去血渍，捞出待用。

②砂锅中注水烧开，放入花椒、鸭肉、姜片、料酒，煮沸后用小火炖煮至肉质变软；倒入酸萝卜，小火续煮至食材熟透。

③加盐、鸡粉煮至入味，盛入碗中即成。

功效 本品脂肪含量较少，有助于降低胆固醇，预防由糖尿病引发的心血管疾病。对糖尿病患者有保健作用。

·佛手瓜老鸭汤·

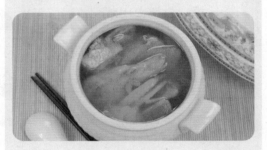

●材料：老鸭250克，佛手瓜100克，枸杞15克

●调料：盐5克，鸡精3克

●做法：

①老鸭洗净，切件，焯水；佛手瓜洗净，切片；枸杞洗净，浸泡。

②锅中放入老鸭肉、佛手瓜、枸杞，加入适量清水，小火慢炖。

③至香味四溢时，调入盐和鸡精，稍炖，出锅即可。

功效 本品有助于稳定血糖，防治心血管疾病，适合糖尿病患者食用。

牛肉

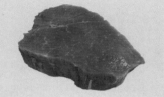

促进胰岛素合成、控制血糖

| 每日适宜用量： | 100克 | 对症营养吃法： | 煮汤食用 |

食疗汤 糖尿病

降糖功效

牛肉中的硒可促进胰岛素的合成，适量吃些牛肉对控制血糖有一定的好处。

● 牛肉详细介绍见P034

·牛腩炖白萝卜·

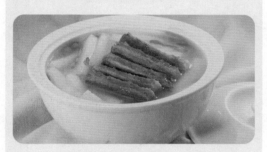

● 材料：牛腩500克，白萝卜800克，枸杞50克，芹菜10克

● 调料：盐6克，黑胡椒粉5克

● 做法：

①牛腩洗净，切条，用盐、黑胡椒粉腌渍；白萝卜去皮，洗净，切长条；芹菜洗净，切段。

②将牛腩放入瓦煲，加入高汤烧开，加入枸杞，小火炖1小时；加入白萝卜炖熟，加盐和芹菜段即可。

【功效】 本品能促进胰岛素合成，控制血糖，适合糖尿病患者食用。

·牛肉南瓜汤·

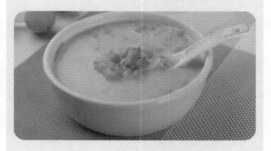

● 材料：牛肉135克，南瓜180克，姜片、蒜末、葱段各少许

● 调料：盐、鸡粉、食用油各适量

● 做法：

①南瓜去皮洗净，切块；牛肉切块，加调味料腌渍入味，焯水后捞起，备用。

②砂锅中注水烧开，放姜片和南瓜，煲制15分钟。

③待南瓜熟烂后下牛肉，略煮片刻，开锅后加入盐、鸡粉，搅匀盛出即可。

【功效】 本品补中益气、健脾强胃，适合久病体虚的糖尿病患者食用。

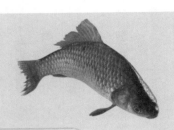

食疗汤 糖尿病

鲫鱼

提高免疫力、有助于控制血糖

每日适宜用量： 50~100克　　**对症营养吃法：** 煲汤食用

🍲 降糖功效

　　鲫鱼所含的蛋白质质优、齐全、易于消化吸收，是糖尿病、肝肾疾病、心脑血管疾病患者的良好蛋白质来源。

● 鲫鱼详细介绍见P074

·波罗蜜煲鲫鱼·

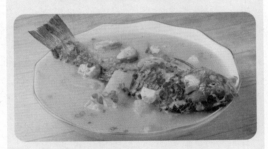

●**材料：** 净鲫鱼400克，波罗蜜果肉100克，波罗蜜果核90克，猪瘦肉85克，姜片、葱花各少许

●**调料：** 盐、鸡粉、料酒、油各适量

●**做法：**
①猪瘦肉切丁；波罗蜜果肉切小块。
②用油起锅，放入姜片、鲫鱼，小火煎至两面呈焦黄色；淋入料酒，注入开水，倒入瘦肉丁、波罗蜜果核、果肉，加入盐、鸡粉调味，转小火煮至食材熟软、入味。
③装入汤碗中，撒上葱花即成。

　功效 本品可提供大量的优质蛋白，同时能提高人体免疫力，有助于控制血糖。

·砂仁陈皮鲫鱼汤·

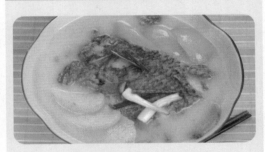

●**材料：** 鲫鱼300克，陈皮5克，砂仁4克，姜片、葱段各适量

●**调料：** 盐、鸡精各适量

●**做法：**
①鲫鱼去腮、鳞、肠杂，洗净；砂仁打碎；陈皮浸泡去瓤。
②锅内注油烧热，将鲫鱼煎至两面金黄。
③瓦煲中倒入清水，放入陈皮、姜片，煮开后加入鲫鱼，小火煲食材熟软后加入砂仁稍煮；调入盐、葱段、鸡精调味即可。

　功效 本品营养滋补，活血养血，适合糖尿病患者食用。

牡蛎

促进胰岛素分泌、调节血糖

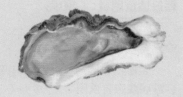

每日适宜用量： **100克**　　对症营养吃法： **煮汤食用**

🥄 降糖功效

　　牡蛎能为糖尿病患者补充丰富的矿物质，其含锌量很高，锌与胰岛素结合成的复合物可以调节和延长胰岛素的降血糖作用。

● 牡蛎详细介绍见P017

·牡蛎豆腐汤·

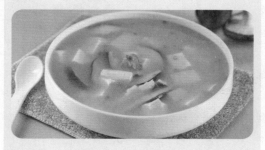

●材料：豆腐200克，牡蛎肉120克，鲜香菇40克，姜片、葱花各少许

●调料：盐3克，鸡粉、胡椒粉各少许，料酒、食用油适量

●做法：

①香菇切丝；豆腐切块，入沸水焯煮半分钟捞出；牡蛎肉洗净，焯水断生。

②热油放入姜片、香菇丝、牡蛎肉、料酒，注水，大火煮沸；加豆腐块、盐、鸡粉、胡椒粉拌匀，盛出撒葱花即成。

> **功效** 本品含有丰富的矿物质，能促进胰岛素分泌，有效调节血糖水平。

·牡蛎白萝卜蛋汤·

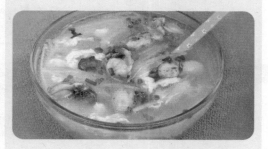

●材料：牡蛎肉300克，白萝卜100克，鸡蛋1个，枸杞适量

●调料：精盐5克

●做法：

①牡蛎肉洗净；白萝卜洗净切丝；鸡蛋打入盛器，搅匀备用。

②汤锅中倒入水，下入牡蛎肉、白萝卜烧开；调入精盐，淋入鸡蛋液煮熟，撒枸杞即可。

> **功效** 本品能降糖，降压，降脂，适合糖尿病患者食用。

糖尿病食疗汤

海参

提高免疫力、控制糖尿病

每日适宜用量： 80克　　**对症营养吃法：** 煲汤食用

降糖功效

海参特有的海参黏多糖有调节代谢、降低血液黏稠度的作用，非常适合糖尿病患者食用。

其他功效

海参具有补肾益精、滋阴健阳、补血润燥、调经祛劳、改善免疫力等多种功效。

宜搭配的食物及功效

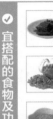

 ✅ **海参+葱**
益气补肾、养脂利产

 ✅ **海参+枸杞**
补肾益气、养血润燥

✅ **海参+小米**
滋阴养血

忌搭配的食物及原因

 ❌ **海参+柿子**
易降低营养价值

 ❌ **海参+石榴**
易降低营养价值

 ❌ **海参+醋**
易影响消化

·海参瑶柱虫草煲鸡·

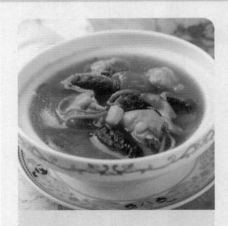

功效

本品有助于提高人机体的免疫力，还能改善糖尿病并发肾病。

●材料： 海参300克，瑶柱6粒，鸡半只，虫草花少许，红枣2粒，姜片少许

●调料： 盐、鸡粉各3克

●做法：

①鸡洗净后斩件焯水；海参泡发，洗净备用瑶柱及红枣用清水浸软；虫草花用清水浸软，浸虫草花的水不要倒掉。

②将鸡、海参、瑶柱、虫草花、红枣、姜片放入电砂煲中，加入之前浸虫草花的水煲至食材熟软。

③加入盐、鸡粉调味即可。

食用注意！

①患有感冒、咳痰、气喘、急性肠炎、菌痢者应慎食海参。

②干海参需要置于通风干燥处或冰箱冷藏存放。

③海参烹调前应先用冷水泡发。

| 每日适宜用量： | 50~100克 | 对症营养吃法： | 煮汤食用 |

👍 **降糖功效**

蛤蜊中含有丰富的硒，可以促进代谢及葡萄糖转化为糖原的过程，有利于降低血糖。

👍 **其他功效**

蛤蜊有滋阴、软坚、化痰的作用，可滋阴润燥，适用于五脏阴虚消渴、纳汗、干咳、失眠、目干等病症的调理。

宜搭配的食物及功效

 ✅ **蛤蜊+韭菜**
补肾降糖

 ✅ **蛤蜊+豆腐**
补气养血、美容养颜

 ✅ **蛤蜊+冬瓜**
易增强食欲

忌搭配的食物及原因

 ❌ **蛤蜊+马蹄**
易降低营养价值

 ❌ **蛤蜊+芹菜**
易破坏维生素C

 ❌ **蛤蜊+柿子**
易引起消化不良

糖尿病食疗汤

蛤蜊

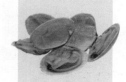

促进葡萄糖的运转、降低血糖

· 豌豆苗蛤蜊汤 ·

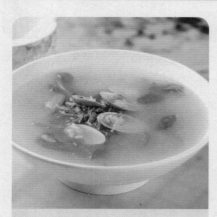

● **材料**：豌豆苗180克，蛤蜊350克，姜丝、葱花各少许

● **调料**：盐2克，鸡粉2克，胡椒粉、食用油各适量

● **做法**：
①锅中注入清水烧开，倒入洗净的蛤蜊，煮至壳张开，捞出洗净备用。
②锅中注入清水烧开，放入姜丝、食用油、蛤蜊、盐、鸡粉、胡椒粉、豌豆苗，煮至全部食材熟透。
③撒入葱花，装入汤碗中即成。

功效

本品有利于降低血清胆固醇含量，同时还能保护心血管。

食用注意！
①冷水中放入蛤蜊，以中小火煮至汤汁略为泛白最为鲜美。
②受凉感冒、阳虚体质、脾胃虚寒、腹泻便溏等症患者以及经期女性不宜食用。

食疗粥 | 糖尿病

山楂

消食化积、降低胆固醇

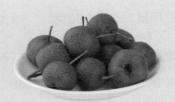

每日适宜用量： 25克　　**对症营养吃法：** 煮粥食用

🍚 降糖功效

　　山楂中所含的山楂酸，可对抗肾上腺素、葡萄糖引起的血糖升高，增加肝糖原储备，但是不会影响正常血糖。

● 山楂详细介绍见P032

·山楂大米粥·

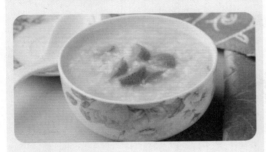

●材料： 大米150克，山楂60克

●调料： 盐2克

●做法：

①山楂切开，去核，切块备用。

②砂锅中注入清水烧开，放入山楂、大米，搅拌均匀。

③用小火煮至大米熟透，关火后盛出煮好的粥，装入碗中即可。

功效 本品可补中益气，并可消食化气，降低血中胆固醇含量。

·黑木耳山楂排骨粥·

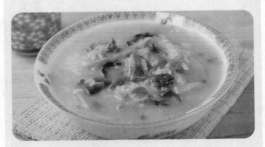

●材料： 水发木耳40克，排骨300克，山楂90克，大米150克，水发黄花菜80克，葱花少许

●调料： 盐2克，鸡粉2克，料酒、胡椒粉各少许

●做法：

①洗好的木耳、山楂切块。

②砂锅中注水烧开，倒入大米、洗净的排骨、料酒，搅拌煮沸；倒入木耳、山楂、黄花菜，拌匀，用小火煮30分钟；放盐、鸡粉、胡椒粉拌匀，盛出撒上葱花即成。

功效 本品有助于降压降脂，保护血管，适合糖尿病患者食用。

绿豆

清热解暑、降血糖

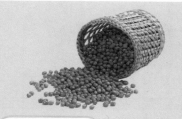

每日适宜用量： 50克　　**对症营养吃法：** 煮粥食用

👅 降糖功效

　　绿豆的热量低，食后既有饱腹感，又不会使血糖急剧升高，还可降低血压及血胆固醇含量，很适合糖尿病患者作为主食经常食用。

● 绿豆详细介绍见P029

·冬瓜绿豆粥·

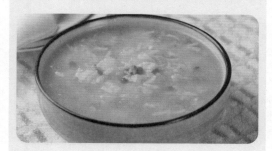

●材料：冬瓜200克，水发绿豆60克，大米100克

●调料：盐4克

●做法：

①冬瓜去皮切小丁，备用。

②砂锅中注入清水烧开，倒入大米、绿豆，搅匀，烧开后用小火煮至熟。

③放入冬瓜，搅拌匀，小火续煮至冬瓜熟烂，加入盐，煮至溶化；关火后盛出煮好的粥，装入碗中即可。

> **功效** 本品热量低，且易产生饱胀感，可以延缓血糖升高，同时能降低血液中胆固醇含量。

·五色大米粥·

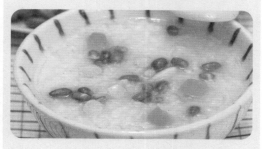

●材料：绿豆、红豆、白豆、玉米各25克，胡萝卜适量，大米40克

●调料：盐3克

●做法：

①大米、绿豆、红豆、白豆均泡发洗净；玉米洗净；胡萝卜洗净，切丁。

②锅置火上，倒入清水，放入大米、绿豆、红豆、白豆，以大火煮开。

③加玉米、胡萝卜同煮至浓稠状，加盐拌匀即可。

> **功效** 本品有助于效控制血糖，适合糖尿病患者食用。

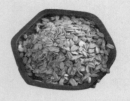

糖尿病食疗粥

燕麦

提高胰岛素反应效果、稳定血糖

每日适宜用量： 50~100克　　　**对症营养吃法：** 煮粥食用

🍲 降糖功效

　　燕麦含有丰富的维生素和膳食纤维，以燕麦做主食餐后血糖的升高幅度会明显降低。常吃燕麦的糖尿病患者，糖化血红蛋白水平会明显下降。

● 燕麦详细介绍见P090

·果仁燕麦粥·

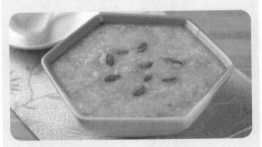

●**材料：** 大米120克，燕麦85克，核桃仁、巴旦木仁各35克，腰果、葡萄干各20克

●**做法：**

把核桃仁、巴旦木仁、腰果放入榨汁机干磨杯中，磨成粉末状待用。

②砂锅中注入清水烧开，倒入大米、燕麦，搅拌匀，用小火煮至食材熟透。

③倒入干果粉末，放入部分洗好的葡萄干，搅拌匀，略煮片刻；把煮好的粥盛出，装入碗中即成。

功效 本品有助于提高胰岛素反应效果、稳定血糖水平，适合糖尿病患者食用。

·玉竹燕麦粥·

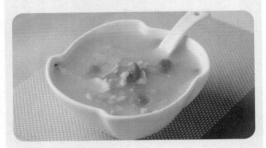

●**材料：** 燕麦150克，玉竹15克，枸杞8克

●**调料：** 蜂蜜15克

●**做法：**

①砂锅中注水烧开，放入洗净的燕麦，倒入洗好的玉竹、枸杞，快速搅拌匀，煮沸后用小火煮约至米粒熟透。

②加入适量蜂蜜，转中火拌匀，略煮片刻，至其溶化。

③盛出煮好的燕麦粥，装入碗中即成。

功效 本品具有养阴润燥、除烦止渴、降低胆固醇的作用，有助于改善糖尿病患者血管通畅。

每日适宜用量：**50~100克**	对症营养吃法：**煮粥食用**

🍲 降糖功效

荞麦中的芦丁等黄酮类化合物具有抗氧化、降血糖、降血脂等功效，常吃荞麦能降低餐后血糖和胆固醇水平。

🍲 其他功效

荞麦中含有丰富的可溶性膳食纤维和多种维生素，有助于减肥瘦身和防治便秘。

宜搭配的食物及功效

 ✓ **荞麦+小米** 健脾益胃

 ✓ **荞麦+粳米** 补中益气

忌搭配的食物及原因

 ✗ **荞麦+黄鱼** 易导致消化不良

 ✗ **荞麦+肥肉** 易不利于健康

·荞麦绿豆粥·

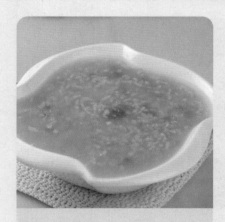

- ●**材料**：大米、绿豆、荞麦各80克，燕麦70克
- ●**调料**：盐4克
- ●**做法**：
①砂锅中注入清水烧开，倒入大米、备好的杂粮，搅拌匀。
②煮沸后小火煮至食材熟透，加入盐，搅拌匀。
③大火续煮片刻；关火后盛出煮好的粥，装入汤碗中即成。

功效

本品清热除烦，可降低餐后血糖和血中胆固醇含量。

食用注意！
①荞麦不易消化，消化不良、饮食积滞、腹泻者不可多吃。
②患有胃溃疡、十二指肠溃疡等消化系统疾病的人不宜多吃。

糖尿病食疗粥

板栗

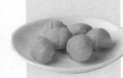

加强葡萄糖代谢、稳定血糖

食用注意！
①板栗生吃难消化，熟食又容易滞气，因此不可吃太多，以每日10粒左右为宜。
②婴幼儿及脾胃虚弱、消化不良者忌多吃板栗。

每日适宜用量： 10个左右　　**对症营养吃法：** 做成糊食用

降糖功效

板栗富含膳食纤维，可减少肠道对葡萄糖的吸收，促进胰岛素与胰岛素受体结合，使葡萄糖代谢加强，稳定血糖。

其他功效

板栗具有养胃健脾、补肾强腰之功效，有助于防治高血压病、冠心病、动脉硬化、骨质疏松等症，是抗衰保健佳品。

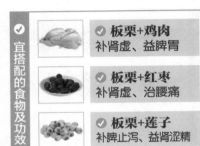

宜搭配的食物及功效

- ✓ 板栗+鸡肉　补肾虚、益脾胃
- ✓ 板栗+红枣　补肾虚、治腰痛
- ✓ 板栗+莲子　补脾止泻、益肾涩精

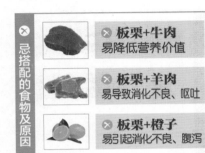

忌搭配的食物及原因

- ✗ 板栗+牛肉　易降低营养价值
- ✗ 板栗+羊肉　易导致消化不良、呕吐
- ✗ 板栗+橙子　易引起消化不良、腹泻

·板栗粥·

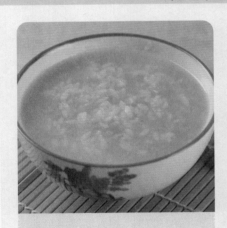

功效

本品能缓解疲劳，恢复体力，适合糖尿病患者食用。

●**材料：** 板栗肉90克，大米120克

●**调料：** 盐2克

●**做法：**
①将洗好的板栗切片，切成条，再切碎备用。
②锅中注入适量清水，倒入板栗碎。盖上盖，用大火煮沸。
③揭盖，下入水发好的大米，搅拌匀。盖上盖，用小火煮至大米熟烂。
④揭盖，加入盐，拌匀调味即可。
⑤关火，盛出煮好的粥，装入碗中。

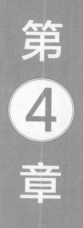

第

4

章

慢性阻塞性肺类疾病

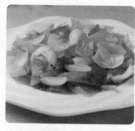

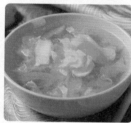

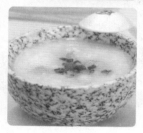

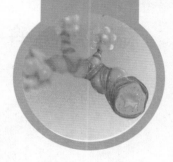

菜 | 食
汤 | 疗
粥

　　慢性阻塞性肺疾病是指在外感或内伤等因素影响下，造成肺脏功能失调和病理变化的一类病症。中医认为基本病机是感受外邪或痰浊等导致邪气壅阻、肺失宣肃，或劳倦久病等导致肺气阴亏虚，肺不主气。本书据此推荐相应的调理食材和食谱，帮助每一位患者选对食物，让身体健康起来。

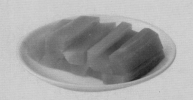

莴笋

止咳平喘

慢性阻塞性肺
疾病——食疗菜

每日适宜用量： 200克

对症营养吃法： 炒食配餐

🍴 疏通肺部功效

莴笋能增进食欲，刺激消化液分泌，促进胃肠蠕动，止咳平喘，对肺部非常有好处。

● 莴笋详细介绍见P008

·蒜苗炒莴笋·

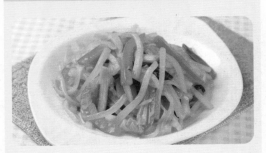

●材料： 蒜苗50克，莴笋180克，彩椒50克

●调料： 盐3克，鸡粉2克，生抽、水淀粉、食用油各适量

●做法：

①蒜苗洗净切段；彩椒、莴笋洗净切丝。

②锅中注水烧开，放食用油、盐、莴笋丝，煮至断生，捞出备用。

③用油起锅，放入蒜苗炒香，倒入莴笋丝、彩椒、盐、鸡粉、生抽、水淀粉，炒匀即可。

功效 本品清热解毒，止咳平喘，适合经常咳嗽的老年人食用。

·翡翠莴笋丝·

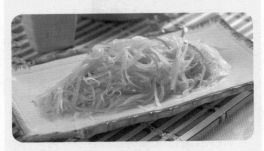

●材料： 莴笋300克，红椒1个

●调料： 盐4克，味精、鸡精、食用油各适量

●做法：

①莴笋削去皮，切成细丝；红椒去蒂，去籽，切丝备用。

②锅置火上，加入适量清水烧沸，放入莴笋丝，焯烫后捞出沥干水分。

③锅置火上，倒入油烧热，放入莴笋丝、红椒丝，加入调味料，炒入味即可。

功效 本品能清热润肺，适合肺病患者食用。

马齿苋

防止硅肺病发生

| 每日适宜用量： | **100克** | 对症营养吃法： | **炒食配餐** |

🥢 疏通肺部功效

马齿苋有利于消除尘毒、减少吞噬细胞变形和坏死、减缓硅结节形成、降低硅肺病发生等多种功能。

● 马齿苋详细介绍见P011

· 马齿苋炒黄豆芽 ·

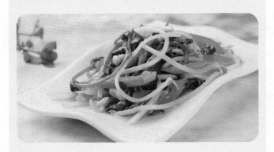

● 材料：马齿苋100克，黄豆芽100克，彩椒50克

● 调料：盐2克，鸡粉2克，水淀粉、食用油各适量

● 做法：
①彩椒洗净切条；黄豆芽洗净，焯水。
②用油起锅，倒入洗好的马齿苋，放入焯过水的黄豆芽、彩椒，翻炒片刻；加盐、鸡粉，炒匀调味；倒入水淀粉快速炒匀。
③关火后将炒好的食材盛入盘中即可。

> 功效　本品能清热祛暑，润肺润肠，适合肺病患者食用。

· 凉拌马齿苋 ·

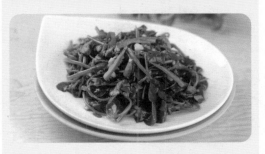

● 材料：马齿苋130克，红椒15克，蒜末少许

● 调料：盐2克，鸡粉2克，生抽、黑芝麻油、食用油各适量

● 做法：
①红椒洗净切成丝，装入盘中待用。
②锅中注水烧开，倒入食用油，加入马齿苋、红椒丝，大火煮1分钟至熟，捞出备用。
③将马齿苋和红椒丝放入碗中，加入鸡粉、盐、蒜末、生抽、黑芝麻油，搅拌均匀即可。

> 功效　本品清热解毒，消肿止痛，适合肺病患者食用。

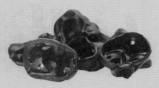

疾病—食疗菜 | 慢性阻塞性肺

黑木耳

清肺润肺、排出体内异物

每日适宜用量： 50克 | **对症营养吃法：** 凉拌配餐

🥢 疏通肺部功效

黑木耳含蛋白质、脂肪、钙、碳水化合物、磷、铁、胡萝卜素、维生素B1等，具有清肺、润肺、益气补血的作用，能帮助排出体内异物。

● 黑木耳详细介绍见P018

· 老醋黑木耳拌菠菜 ·

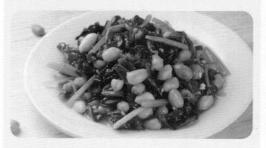

●材料：水发黑木耳40克，菠菜90克，水发花生米90克，蒜末少许

●调料：盐3克，鸡粉2克，白糖3克，陈醋、芝麻油、食用油各适量

●做法：
①菠菜洗净去根部，切段；黑木耳切块。
②花生米焯水；另起锅注水烧开，放入盐、食用油、黑木耳，煮半分钟，放入菠菜，煮至断生捞出待用。
③碗中放入食材和调料，拌至入味即可。

功效 本品可清肺润肺，益气补血，能帮助排出体内异物，适用于肺部不适、气血不足等症。

· 彩椒黑木耳炒山药 ·

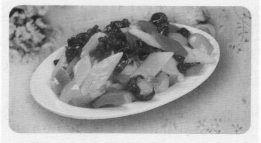

●材料：红椒、青椒、黄椒50克，山药100克，水发黑木耳50克

●调料：盐3克

●做法：
①红椒、青椒、黄椒洗净，去籽切块；山药洗净，去皮切片；水发木耳洗净，撕成小朵。
②锅中倒油烧热，放入所有原料，翻炒均匀，炒熟。
③调入盐，炒匀即成。

功效 本品能润肺健脾，和胃补血，适合肺病患者食用。

白萝卜

润肺止咳、清热化痰

每日适宜用量： 100克　　**对症营养吃法：** 烧菜配餐

🍲 疏通肺部功效

　　白萝卜含芥子油、淀粉酶和粗纤维，能促进消化，增强食欲，加快胃肠蠕动，润肺，止咳化痰。

● 白萝卜详细介绍见P019

·红烧白萝卜·

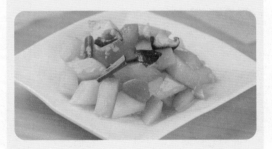

● **材料：** 白萝卜350克，鲜香菇35克，彩椒40克，蒜末、葱段、葱叶各少许

● **调料：** 盐2克，鸡粉2克，生抽、水淀粉、食用油各适量

● **做法：**
①白萝卜洗净切丁；香菇、彩椒洗净切块。
②用油起锅，放蒜葱爆香，倒入香菇，炒熟；放入白萝卜丁、水、盐、鸡粉、生抽，焖煮至八成熟；放入彩椒，大火收汁；倒入水淀粉勾芡；撒上葱叶，炒熟即成。

功效 本品可止咳化痰，清热解毒，可用于老年人痰多咳嗽、肺热等症。

·花生炒白萝卜·

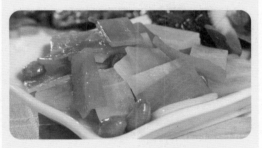

● **材料：** 花生米50克，莴笋50克，白萝卜50克

● **调料：** 红椒1个，盐、味精、白糖、姜末各适量

● **做法：**
①花生米洗净煮熟；红椒洗净斜切成片。
②莴笋、白萝卜分别去皮洗净，斜切成块，放入沸水中略焯，捞出沥干。
③锅置火上加油烧热，下姜末炒香；放入所有原材料翻炒熟；加盐、味精、白糖调味即可。

功效 本品能清热化痰，生津止咳，适合肺病患者食用。

疾病—食疗菜 | 慢性阻塞性肺

白菜

疏通肺部

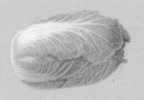

每日适宜用量： 100~200克　　**对症营养吃法：** 煨食配餐

🍲 疏通肺部功效

　　白菜营养较丰富，含蛋白质、脂肪、多种维生素和钙、磷等多种矿物质及膳食纤维，常食对疏通肺部有益。

● 白菜详细介绍见P072

·板栗煨白菜·

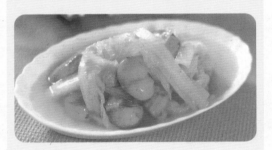

● 材料： 白菜200克，生板栗50克，葱、姜各少许

● 调料： 盐2克，鸡汤、水淀粉、料酒、味精各适量

● 做法：

①白菜洗净切段，焯水；葱洗净切段；姜洗净切片；板栗煮熟，剥去壳。

②锅置火上，放油烧热，放葱段、姜片爆香；下白菜、板栗炒匀；加鸡汤，煨入味后勾芡；加料酒、味精、盐，炒匀即成。

功效 本品可清热补肾，化痰止咳、疏通肺部，适合痰多咳嗽者食用。

·鲜虾炒白菜·

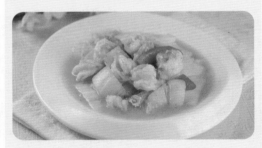

● 材料： 虾仁50克，大白菜160克，红椒25克，姜片、蒜末、葱段各少许

● 调料： 盐3克，鸡粉3克，料酒、水淀粉、食用油各适量

● 做法：

①洗净的大白菜、红椒切块；洗净的虾仁去虾线，放调料腌渍入味；大白菜焯水。

②用油起锅，放入姜蒜葱爆香；倒入虾仁炒匀；加料酒炒香；放大白菜、红椒，拌炒匀；加鸡粉、盐、水淀粉炒匀即成。

功效 本品能清热益肾，润肺生津，适合肺病患者食用。

海带

化痰软坚

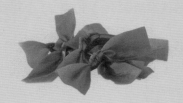

慢性阻塞性肺
疾病—食疗菜—

| 每日适宜用量：**50克** | 对症营养吃法：**凉拌配餐** |

👍 疏通肺部功效

海带能化痰软坚，清热降压，防治夜盲症，维持甲状腺正常功能；常食海带对痰多咳嗽、咽干喉痛等症状有缓解作用。

● 海带详细介绍见P023

·芹菜拌海带丝·

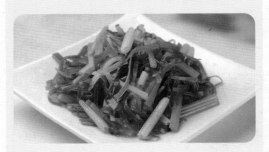

●材料： 水发海带100克，芹菜梗85克，胡萝卜35克

●调料： 盐3克，芝麻油、凉拌醋各适量

●做法：
①芹菜梗洗净切小段，胡萝卜洗净切丝，海带洗净切粗丝，分别焯水。
②把焯煮过的食材装碗中，加入盐、凉拌醋、芝麻油，搅拌入味即成。

功效 本品润肠通便，化痰软坚，适合便秘、痰多咳嗽的老年人食用。

·莲藕海带烧肉·

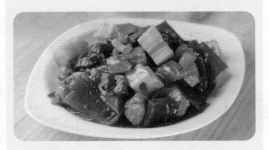

●材料： 莲藕200克，海带100克，猪腱肉200克，八角6克，姜片、葱段少许

●调料： 白糖4克，水淀粉、生抽、老抽、料酒、食用油各适量

●做法：
①莲藕洗净切丁，海带洗净切段，焯水。
②猪腱肉洗净切丁；用油起锅，放姜葱、八角爆香；放肉丁炒匀；加料酒、生抽、老抽、白糖、水，煮沸；加焯过水的食材炒匀，小火焖煮至熟透，大火收汁，水淀粉勾芡即可。

功效 本品能增强机体免疫力，适合肺病患者食用。

慢性阻塞性肺疾病 | 食疗菜

油麦菜

提高呼吸道抗感染能力

每日适宜用量： 150克　　**对症营养吃法：** 炒食配餐

👍 疏通肺部功效

　　油麦菜是一种低热量、高营养的蔬菜，其富含维生素A，可提高呼吸道抗感染能力，还可清燥润肺，化痰止咳。

👍 其他功效

　　油麦菜可降低胆固醇，改善神经衰弱，清燥润肺，其富含的维生素C可用于治疗维生素C缺乏病、预防动脉硬化、抗氧化。

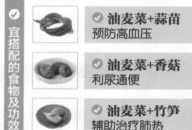

宜搭配的食物及功效

- ✅ **油麦菜+蒜苗** 预防高血压
- ✅ **油麦菜+香菇** 利尿通便
- ✅ **油麦菜+竹笋** 辅助治疗肺热

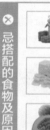

忌搭配的食物及原因

- ❌ **油麦菜+蜂蜜** 易引起腹泻
- ❌ **油麦菜+乳酪** 易引起消化不良
- ❌ **油麦菜+南瓜** 易引起腹泻

·蒜蓉油麦菜·

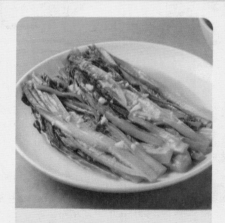

- ●**材料：** 油麦菜350克，蒜蓉15克
- ●**调料：** 盐2克，味精、食用油各少许
- ●**做法：**
①洗净的油麦菜切成段，装盘备用。
②炒锅置旺火上，倒入适量食用油烧热，倒入蒜蓉，煸香；倒入油麦菜，拌炒匀；加入盐、味精，用锅铲快速拌炒至熟。
③将炒好的油麦菜装入盘中即成。

功效

本品清热解毒，清燥润肺，化痰止咳，可用于老年人咳嗽、痰多、肺热等症。

食用注意！

①油麦菜炒的时间不能过长，断生即可，否则会影响成菜脆嫩的口感和鲜艳的色泽。

②海鲜酱油、生抽不能放太多，否则成菜会失去清淡的口味。

每日适宜用量： 20克　　**对症营养吃法：** 炒食配餐

🍲 疏通肺部功效

百合可养阴润肺，清心安神，对阴虚久咳、痰中带血、肺结核、支气管炎、支气管扩张及各种秋燥病症有较好的帮助。

🍲 其他功效

百合可清肺润燥止咳，清心安神定惊，为肺燥咳嗽、虚烦不安所常用，对病后虚症、结核病、神经官能症患者大有裨益。

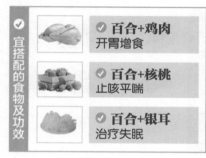

宜搭配的食物及功效

- ✓ **百合+鸡肉** 开胃增食
- ✓ **百合+核桃** 止咳平喘
- ✓ **百合+银耳** 治疗失眠

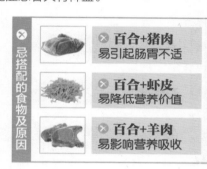

忌搭配的食物及原因

- ✗ **百合+猪肉** 易引起肠胃不适
- ✗ **百合+虾皮** 易降低营养价值
- ✗ **百合+羊肉** 易影响营养吸收

慢性阻塞性肺
疾病—食疗菜

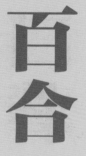

百合

养阴润肺、
清心安神

·莴笋炒百合·

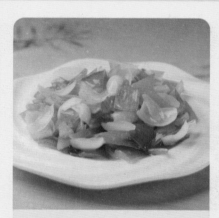

功效

本品养阴润肺，清心安神，润肠通便，适合便秘、肺热、失眠的老年人食用。

- ●**材料：** 莴笋150克，洋葱80克，百合60克

- ●**调料：** 盐3克，鸡粉、水淀粉、芝麻油、食用油各适量

- ●**做法：**

① 洋葱去皮切块；莴笋去皮切片。

② 锅中注水烧开，加盐、食用油、莴笋片，搅匀，略煮片刻，放入百合，煮至食材断生后捞出待用。

③ 用油起锅，放入洋葱块、莴笋片、百合、盐、鸡粉、水淀粉、芝麻油，翻炒至食材熟软、入味即成。

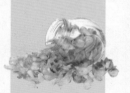

食用注意！

① 将鲜百合的鳞片剥下，撕去外层薄膜，洗净后在沸水中浸泡一下，可去涩味。

② 风寒咳嗽、脾胃虚寒及大便稀溏者不宜食用。

口蘑

防治病毒性肝炎

食用注意！

①市场上有泡在液体中的袋装口蘑，食用前一定要多漂洗几遍，以去掉某些化学物质。

②用口蘑制作菜肴时不用放味精或鸡精。

| 每日适宜用量： | 70克 | 对症营养吃法： | 烧菜配餐 |

🫐 疏通肺部功效

口蘑可宣肠益气，散血热，解表化痰，理气，它含有多种抗病毒成分，对病毒性肝炎有一定的食疗效果。

👍 其他功效

口蘑有助于防止过氧化物损害机体，帮助治疗因缺硒引起的血压升高和血黏度增加，提高免疫力。

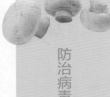

宜搭配的食物及功效

✅ **口蘑+鸡肉**
补中益气

✅ **口蘑+鹌鹑蛋**
防治肝炎

✅ **口蘑+冬瓜**
利尿、降血压

忌搭配的食物及原因

❌ **口蘑+鸭肉**
易引发痔疮

❌ **口蘑+驴肉**
易导致腹痛、腹泻

·口蘑烧白菜·

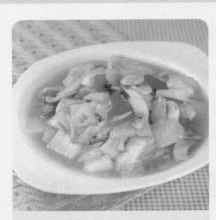

功效

本品解表化痰，含有多种抗病毒成分，对病毒性肺炎有一定的食疗效果。

●**材料**：口蘑90克，大白菜120克，红椒40克，姜片、蒜末、葱段各少许

●**调料**：盐3克，鸡粉2克，生抽、料酒、水淀粉、食用油各适量

●**做法**：

①口蘑洗净切片；大白菜洗净切小块；红椒洗净切小块。

②将切好的食材焯水，捞出待用。

③用油起锅，放姜片、蒜末、葱段、食材、料酒、鸡粉、盐、生抽，翻炒至食材入味，倒入水淀粉，炒熟即成。

> **每日适宜用量：** 100~200克　　**对症营养吃法：** 煮粥食用

疏通肺部功效

　　梨可润肺，止咳，化痰，对感冒、咳嗽、急慢性气管炎等病症有效；生吃梨能明显解除咽喉干、痒、痛、音哑等症状。

其他功效

　　梨对高血压、心脏病、动脉硬化、肝炎、肝硬化、便秘、头昏目眩、失眠多梦患者有良好的食疗效果。

<table>
<tr><td rowspan="3">宜搭配的食物及功效</td><td>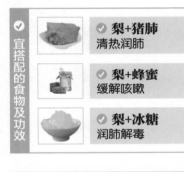</td><td>✔ 梨+猪肺
清热润肺</td></tr>
<tr><td></td><td>✔ 梨+蜂蜜
缓解咳嗽</td></tr>
<tr><td></td><td>✔ 梨+冰糖
润肺解毒</td></tr>
</table>

<table>
<tr><td rowspan="3">忌搭配的食物及原因</td><td>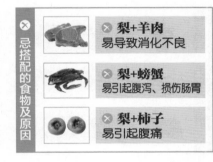</td><td>✖ 梨+羊肉
易导致消化不良</td></tr>
<tr><td></td><td>✖ 梨+螃蟹
易引起腹泻、损伤肠胃</td></tr>
<tr><td></td><td>✖ 梨+柿子
易引起腹痛</td></tr>
</table>

· 山楂糕拌梨丝 ·

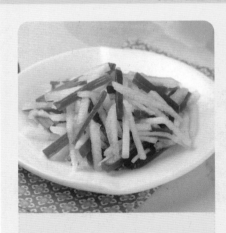

●**材料：** 雪梨120克，山楂糕100克

●**调料：** 蜂蜜15克

●**做法：**
①洗净的雪梨去皮、果核，切小瓣，再把果肉切成细丝；山楂糕切细丝。
②把切好的雪梨装入碗中，倒入切好的山楂糕，淋适量蜂蜜拌匀即可。

功效

本品清热解毒，健脾益胃，滋阴润肺，适宜于脾胃虚弱、肺部不好的老年人食用。

慢性阻塞性肺

疾病—食疗菜

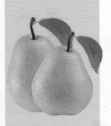

梨

解除上呼吸道感染出现的症状

食用注意！
脾虚便溏、慢性肠炎、胃寒病、寒痰咳嗽或外感风寒咳嗽、糖尿病患者及产妇和经期中的女性不宜食用。

疾病—食疗菜

慢性阻塞性肺

橙子

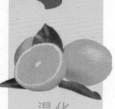

温胃 化痰止咳、健脾

食用注意!
①吃橙子前后1小时不宜喝牛奶，否则会影响消化功能。
②不宜过多食用柑橘类水果，以免皮肤黄染，甚至出现恶心、呕吐等现象。

每日适宜用量： 1~2个　　**对症营养吃法：** 煮粥食用

🫕 疏通肺部功效

橙子可清热降逆，善清肺胸之热，能泄热涤痰，宽胸开结，凉血止血，防治肺病功效显著。

🫕 其他功效

橙子有助于抑制致癌物质的形成，能软化、保护血管，促进血液循环，降低胆固醇和血脂；可使皮肤黑色素沉着减少，从而减少黑斑和雀斑，使皮肤白皙。

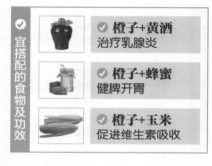

宜搭配的食物及功效

✅ **橙子+黄酒** 治疗乳腺炎
✅ **橙子+蜂蜜** 健脾开胃
✅ **橙子+玉米** 促进维生素吸收

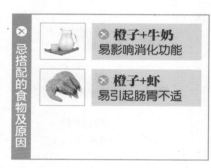

忌搭配的食物及原因

❌ **橙子+牛奶** 易影响消化功能
❌ **橙子+虾** 易引起肠胃不适

·橙子火龙果沙拉·

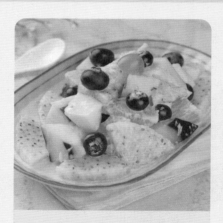

功效

本品化痰止咳，健脾温胃，可用于治疗老年人脾胃虚弱、痰多咳嗽等症。

● **材料：** 黄瓜120克，火龙果110克，橙子100克，雪梨90克，蓝莓80克，柠檬70克

● **调料：** 沙拉酱15克

● **做法：**
①洗净的橙子切小瓣，去除果皮，切块；洗净去皮的雪梨切块；洗净去皮的黄瓜切块。
②把切好的食材装入碗中，倒入洗净的蓝莓，放入火龙果肉片，挤上沙拉酱，挤入柠檬汁，搅拌一会儿，至食材入味即成。

冬瓜

清肺排毒

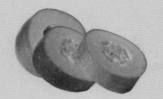

| 每日适宜用量： | **200克** | 对症营养吃法： | **煮汤食用** |

👍 疏通肺部功效

中医认为，冬瓜入肺、大肠、膀胱经，可清热解暑，利尿通便，有助于人体清肺排毒。

● 冬瓜详细介绍见P059

·白茅根冬瓜汤·

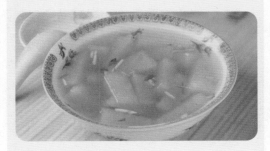

● 材料：冬瓜400克，白茅根15克

● 调料：白糖20克

● 做法：

① 冬瓜洗净去皮切小块，备用。

② 锅中注水烧开，放入备好的白茅根，倒入切好的冬瓜条，搅拌均匀，烧开后用小火煮熟；加入适量的白糖，搅拌均匀，煮至溶化。

③ 关火后盛出煮好的白茅根冬瓜汤，装入碗中即可。

> **功效** 本品利尿解暑，清肺排毒，可用于小便不利、肺部不畅等症。

·鸭肉草菇冬瓜汤·

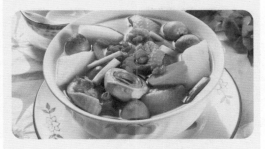

● 材料：鸭肉、草菇、冬瓜、胡萝卜、枸杞各适量

● 调料：鸡精、盐、料酒、香油、葱、姜各少许

● 做法：

① 鸭洗净剁成块；草菇洗净；冬瓜去皮切块；胡萝卜切块；香葱切段；姜切片。

② 鸭放入沸水焯烫，滤除血水后捞起。

③ 锅中注入清水烧开，放入所有的原材料，下葱、姜，调入鸡精、盐、料酒、香油，大火烧开后转小火慢炖至熟即可。

> **功效** 本品能清热利水，润肺生津，适合肺病患者食用。

慢性阻塞性肺
疾病｜食疗汤

莲藕

清肺排毒

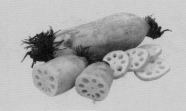

每日适宜用量： 100克　　**对症营养吃法：** 煮汤食用

🥄 疏通肺部功效

　　莲藕具有药用价值，富含维生素A，对肺部很有好处，生食能清热润肺，凉血行瘀，熟吃可健脾开胃，止泻固精。

● 莲藕详细介绍见P060

·莲藕胡萝卜排骨汤·	·莴笋莲藕排骨汤·

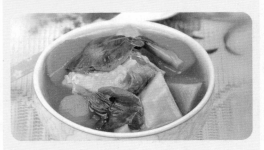 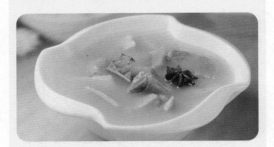

● **材料：** 莲藕250克，猪排、胡萝卜、上海青各适量

● **调料：** 清汤适量，盐6克

● **做法：**

①莲藕洗净切块；猪排洗净剁块；胡萝卜去皮，洗净切块；上海青洗净备用。

②猪排焯去血水，捞起洗净待用。

③将清汤倒入锅内，调入盐烧沸；下入猪排、莲藕、胡萝卜煲至熟；撒入上海青，烧开即成。

功效　本品能清热祛暑，润肺消炎，适合肺病患者食用。

● **材料：** 排骨段300克，莲藕200克，莴笋85克，八角、香叶、姜片各少许

● **调料：** 盐3克，鸡粉、胡椒粉、料酒各适量

● **做法：**

①莴笋、莲藕洗净去皮切块。

②排骨段焯水，捞出待用。

③锅中注水烧开，倒入材料，煮沸后转小火煮至香料散出香味；倒莲藕、莴笋块，小火煮熟；加盐、鸡粉、胡粉，续煮入味即成。

功效　本品清热润肺，滋阴凉血，适合老年人食用。

竹荪

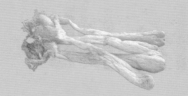

养气养阴、润肺止咳

| 每日适宜用量： | **30克** | 对症营养吃法： | **煮汤食用** |

🍵 疏通肺部功效

竹荪具有补气养阴、润肺止咳、清热利湿的功效，对于肺虚热咳、喉炎、痢疾、带下等病症有一定的食疗效果。

● 竹荪详细介绍见P022

·竹荪海底椰排骨汤·

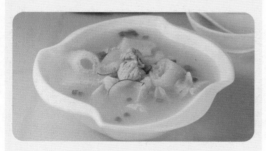

● 材料：排骨段200克，水发竹荪50克，干百合40克，海底椰15克，姜片、葱花各少许

● 调料：盐、鸡粉各2克，料酒适量

● 做法：

①竹荪洗净切小段。

②排骨段焯去血渍，捞出待用。

③锅中注水烧开，放排骨段、海底椰、干百合、竹荪、姜片、料酒，煮沸后小火煲煮熟；加盐、鸡粉，拌匀，中火略煮至汤汁入味盛出，撒上葱花即成。

> **功效** 本品补气养阴，润肺止咳，适宜于体虚、肺热咳嗽的患者食用。

·芙蓉竹荪汤·

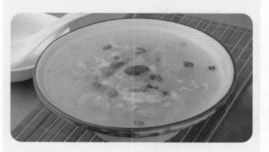

● 材料：水发竹荪70克，鸡蛋1个，葱花少许

● 调料：盐2克，鸡粉2克，芝麻油、食用油适量

● 做法：

①洗好的竹荪切成段；鸡蛋打入碗中，打散调匀，备用。

②锅中注水烧开，放盐、鸡粉，淋入食用油，放竹荪，搅散煮沸，再煮2分钟，至其断生；倒入蛋液，拌匀；淋入芝麻油，拌匀调味；装入碗中，撒上葱花即可。

> **功效** 本品能清热，生津，润肺，适合肺病患者食用。

疾病 — 食疗汤

慢性阻塞性肺

核桃

止咳化痰、润肺补肾

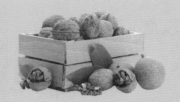

每日适宜用量： 30克　**对症营养吃法：** 煮汤食用

🥄 疏通肺部功效

核桃仁含有多种人体需要的微量元素，是中成药的重要辅料，有顺气补血、止咳化痰、润肺补肾等功效。

● 核桃详细介绍见P082

·核桃冰糖炖梨·

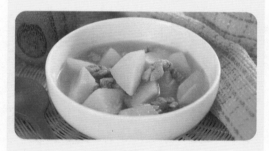

● 材料： 核桃仁30克，梨150克

● 调料： 冰糖30克

● 做法：
① 梨洗净，去皮，切块；核桃仁洗净。
② 将梨块、核桃仁放入砂锅中，加入适量清水，用文火煲至熟软，再下入冰糖调味，盛出即可。

> **功效** 本品能润肺止咳，适合肺病患者食用。

·土茯苓核桃瘦肉汤·

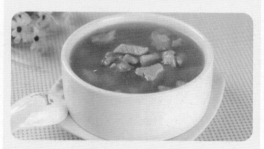

● 材料： 土茯苓25克，核桃仁20克，猪瘦肉100克，姜片少许

● 调料： 盐、鸡粉、料酒适量

● 做法：
① 猪瘦肉洗净切成丁，待用。
② 砂锅中注水烧开，放入土茯苓、核桃仁、瘦肉丁、姜片、料酒，搅匀，烧开后用小火炖至食材熟透；加入鸡粉、盐，搅匀，续煮片刻至食材入味。
③ 盛出炖煮好的瘦肉汤，放入汤碗中即成。

> **功效** 本品顺气补血，止咳化痰，润肺补肾，可用于痰多咳嗽、肺炎等症。

山药

治疗肺热咳嗽

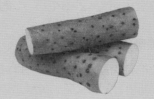

每日适宜用量： 50~100克　　**对症营养吃法：** 煮汤食用

🖐 疏通肺部功效

山药中含有皂苷、黏液质等成分，具有润滑滋润的功效，可以益肺气，养肺阴。

● 山药详细介绍见P085

· 山药瘦肉汤 ·

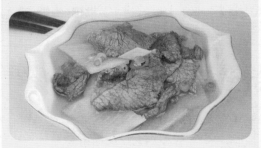

● **材料：** 猪瘦肉175克，山药75克，沙葛5克

● **调料：** 盐6克，鸡精3克，葱花、姜片、香油各适量

● **做法：**

①猪瘦肉洗净切片；山药去皮洗净，切片；沙葛用温水浸泡；葱姜洗净切好。

②油锅烧热，将姜爆香；下肉片煸炒至八成熟，下入山药同炒；倒入水，下入沙葛，调入盐、鸡精煲至熟；淋入香油，撒上葱花即成。

> **功效** 本品能补脾润肺，适合肺病患者食用。

· 山药胡萝卜鸡翅汤 ·

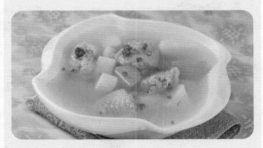

● **材料：** 山药180克，鸡中翅150克，胡萝卜100克，姜片、葱花各少许

● **调料：** 盐2克，鸡粉2克，胡椒粉、料酒各适量

● **做法：**

①山药洗净去皮切，成丁；胡萝卜洗净去皮，切小块；鸡中翅斩成小块。

②鸡中翅焯水，捞出待用。

③锅中注入水烧开，倒入鸡中翅、胡萝卜、山药、姜片、料酒，煮熟；放入盐、鸡粉、胡椒粉，撇去浮沫，拌匀盛出，放上葱花即可。

> **功效** 本品具有滋阴润肺、健脾补肺的功效，可用于治疗肺热咳嗽。

疾病—食疗汤

慢性阻塞性肺

枇杷

清肺止咳、治疗
各种咳嗽

食用注意！
①枇杷的尾部有毛毛样的东西，一定要清理干净，不然容易引起胃部不适。
②食用枇杷时不要连核也一起吃。
③糖尿病患者不宜食用。

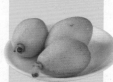

| 每日适宜用量： | 2~3个 | 对症营养吃法： | 炖汤食用 |

疏通肺部功效

枇杷果肉能润肺止咳，果核能化痰止咳，可用于肺经燥热、咳嗽咳痰。枇杷中含苦杏仁苷，能够清肺止咳，祛痰，治疗各种咳嗽。

其他功效

枇杷可生津止渴，清肺止咳，和胃除逆，对于肺热咳嗽、久咳不愈、咽干口渴、胃气不足等症，有一定的食疗作用。

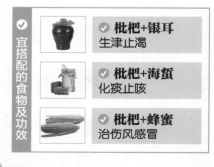

宜搭配的食物及功效

✔ **枇杷+银耳**
生津止渴

✔ **枇杷+海蜇**
化痰止咳

✔ **枇杷+蜂蜜**
治伤风感冒

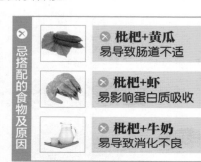

忌搭配的食物及原因

✘ **枇杷+黄瓜**
易导致肠道不适

✘ **枇杷+虾**
易影响蛋白质吸收

✘ **枇杷+牛奶**
易导致消化不良

·百合枇杷炖银耳·

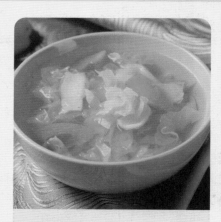

功效
本品清肺止咳，生津止渴，祛痰，可用于肺热咳嗽、久咳不愈等症。

●材料：水发银耳70克，鲜百合35克，枇杷30克

●调料：冰糖10克

●做法：
①银耳洗净去蒂，切成小块；枇杷洗净去核，切成小块，备用。
②锅中注水烧开，倒入枇杷、银耳、百合，烧开后用小火煮至软烂，加入冰糖，拌匀，煮至溶化。
③关火后盛出炖煮好的汤料即可。

每日适宜用量：	**80克**	对症营养吃法：	**煮汤食用**

无花果

🍲 疏通肺部功效

无花果营养丰富，可滋补润肠，健脾开胃，催乳，还可用于治疗咳喘、咽喉肿痛、便秘、痔疮。

🍲 其他功效

无花果有助于提高细胞的活力，强化人体免疫功能，具有抗衰防老、减轻肿瘤患者化疗毒副作用的功效。

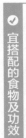

宜搭配的食物及功效

 ✓ **无花果+栗子**
强腰健骨、消除疲劳

 ✓ **无花果+梅头肉**
健脾利肠、消炎解毒

 ✓ **无花果+莲子**
适合脾胃不佳者

忌搭配的食物及原因

 ✗ **无花果+螃蟹**
易引起腹泻、损伤肠胃

 ✗ **无花果+蛤蜊**
易引起腹泻

 ✗ **无花果+山楂**
易损伤胃肠粘膜

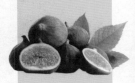

治疗咳嗽、咽喉肿痛

· 无花果茶树菇鸭汤 ·

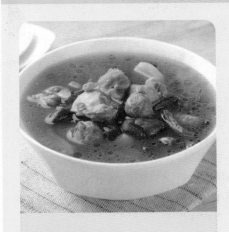

【功效】

本品健脾开胃，滋阴补肾，清热润肺，可用于食欲不振、痰多咳嗽、肾虚等症。

● 材料：鸭肉500克，水发茶树菇120克，无花果20克，枸杞、姜片、葱花各少许

● 调料：盐2克，鸡粉2克，料酒适量

● 做法：
①茶树菇去老茎切段；鸭肉洗净斩块。
②锅中注水烧开，倒鸭块、料酒，拌匀，煮至沸，焯去血水，捞出待用。
③锅中注水烧开，倒入鸭块、无花果、枸杞、姜片、茶树菇、料酒，拌匀，小火煮熟透；放入鸡粉、盐，搅匀调味盛出，撒上葱花即可。

食用注意！
①脂肪肝、脑血管意外、腹泻、周期性瘫痪等患者不宜食用。
②新鲜的无花果应该即买即食；干果要隔绝空气，密封干燥保存。

疾病 — 食疗汤

慢性阻塞性肺

鸭肉

治疗咳嗽痰多、肺结核

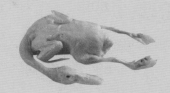

每日适宜用量： 100克

对症营养吃法： 炖汤食用

👍 疏通肺部功效

鸭肉性寒，归肺经，清肺解热，滋阴养胃，可用于缓解咳嗽痰多、咽喉干燥等症状，对于肺结核有很好的食疗效果。

● 鸭肉详细介绍见P024

·青萝卜陈皮鸭汤·

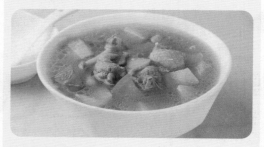

● **材料：** 青萝卜300克，鸭肉600克，陈皮、姜片各适量

● **调料：** 盐3克，鸡粉3克，料酒适量

● **做法：**

①青萝卜去皮，洗净切丁；鸭肉洗净斩块，焯去血水，捞出待用。

②砂锅中注清水烧开，放陈皮、姜片、鸭块，淋料酒，烧开后用小火煮至食材熟软。

③倒入青萝卜搅匀，小火再煮至食材熟软，放盐、鸡粉调味即可。

功效 本品能滋阴润肺，健脾开胃，可用于多种肺部疾病的饮食调理，对咳嗽、痰多、肺结核有一定的调理功效。

·金银花水鸭汤·

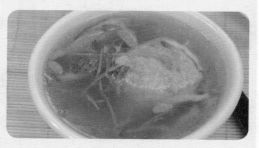

● **材料：** 水鸭350克，金银花、生姜、枸杞各20克

● **调料：** 盐4克，鸡精3克

● **做法：**

①水鸭洗净，切件；金银花洗净，浸泡；生姜洗净，切片；枸杞洗净，浸泡。

②锅中注水，烧沸，放入老鸭、生姜和枸杞，以小火慢炖。

③慢炖至食材熟软后放入金银花，再炖5分钟，调入盐和鸡精即可。

功效 本品能清凉润肺，适合肺病患者食用。

每日适宜用量： **80克**　　**对症营养吃法：** **煲汤食用**

疏通肺部功效

猪肺归肺经，可补肺润燥，止咳，止血，主治肺虚咳嗽、咯血等症。只要是肺气虚弱如肺结核、肺气肿、哮喘、肺痿等病人，均可常食猪肺。

其他功效

猪肺含有多种维生素，能够促进细胞再生和毛发生长，消除炎症，保护视力。

宜搭配的食物及功效

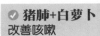 ✓ **猪肺+白萝卜** 改善咳嗽

 ✓ **猪肺+白及** 改善咯血症状

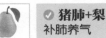 ✓ **猪肺+梨** 补肺养气

忌搭配的食物及原因

 ✗ **猪肺+花菜** 易导致气滞

 ✗ **猪肺+饴糖** 易导致腹痛、呕吐

慢性阻塞性肺

疾病—食疗汤—

猪肺

治疗肺气虚弱

·雪梨茅根煲猪肺·

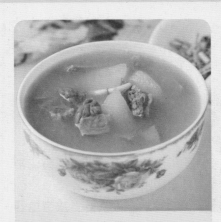

功效

本品清热润肺，化痰止咳，可用于肺炎、咳嗽不止等症。

● **材料：** 猪肺500克，雪梨50克，茅根15克，姜片少许

● **调料：** 盐2克，鸡粉2克，料酒适量

● **做法：**

①雪梨洗净去皮、核，切成小块；处理好的猪肺切成小块。

②锅中注入适量清水，倒入猪肺，用大火煮沸，焯去血水，捞出备用。

③砂锅中注水烧开，倒入茅根，小火煮至其析出有效成分，捞出；放姜片，倒猪肺、雪梨、料酒，小火续炖至食材熟软；放盐、鸡粉，拌匀即可。

食用注意！

①买回的猪肺一定要清洗干净。

②感冒发烧者慎食，便秘、痔疮者少食。

③要选择表面色泽粉红、光洁、富有弹性的新鲜猪肺。

慢性阻塞性肺
疾病—食疗汤

带鱼

适合肺部不好的
患者食用

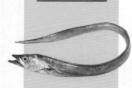

食用注意！

①带鱼的脂肪含量比一般鱼类高些，糖尿病患者不应用煎、炸等方式烹调。

②带鱼属发物，疥疮、湿疹等皮肤病患者或过敏者忌食。

每日适宜用量： 80克　　**对症营养吃法：** 煲汤食用

👍 疏通肺部功效

带鱼富含脂肪、蛋白质、维生素A、不饱和脂肪酸、磷、钙、铁、碘等多种营养成分；带鱼可清热润肺，滋阴凉血，适合肺部不好的患者食用。

👍 其他功效

从中医角度看，带鱼有补脾益气、暖胃养肝、泽肤养血等作用，体虚者可常吃。

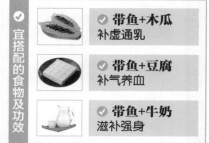

宜搭配的食物及功效

✅ 带鱼+木瓜
补虚通乳

✅ 带鱼+豆腐
补气养血

✅ 带鱼+牛奶
滋补强身

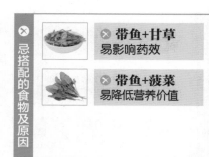

忌搭配的食物及原因

❌ 带鱼+甘草
易影响药效

❌ 带鱼+菠菜
易降低营养价值

·带鱼南瓜汤·

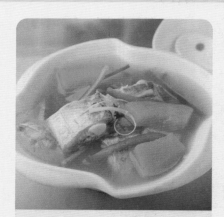

功效

本品能润肺生津，适合肺病患者食用。

● **材料：** 带鱼270克，南瓜170克，青椒丝、红椒丝、葱丝、蒜末各少许

● **调料：** 盐、鸡粉各2克，料酒、生抽各适量

● **做法：**

①洗净去皮的南瓜切段；带鱼切段。

②砂锅注水烧开，放带鱼、料酒，烧开后用小火煮15分钟；加蒜末、南瓜，小火续煮15分钟；加盐、鸡粉、生抽、青红椒丝、葱丝，拌匀，用大火略煮，盛出即成。

| 每日适宜用量： | **70克** | 对症营养吃法： | **煮汤食用** |

🍲 疏通肺部功效

银鱼可润肺止咳，善补脾胃，宣肺，利水，还可治脾胃虚弱、肺虚咳嗽、虚劳诸疾。适宜体质虚弱、高脂血症、脾胃虚弱、肺虚咳嗽、虚劳等症。

🍲 其他功效

银鱼不去鳍、骨，属"整体性食物"，营养完全，利于人体增进免疫功能和长寿。

宜搭配的食物及功效

 ✅ **银鱼+蕨菜** 减肥补虚

 ✅ **银鱼+豆腐** 有利于营养吸收

 ✅ **银鱼+辣椒** 促进消化吸收

忌搭配的食物及原因

 ❌ **银鱼+甘草** 易对身体不利

 ❌ **银鱼+红枣** 易引起腰腹疼痛

·银鱼豆腐竹笋汤·

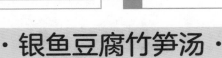

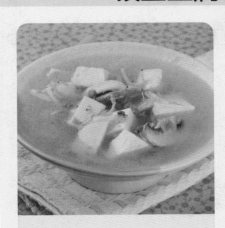

●材料：竹笋100克，豆腐90克，口蘑80克，银鱼干20克，姜片、葱花各少许

●调料：盐、鸡粉各2克，料酒、食用油少许

●做法：
①豆腐洗净切小方块；口蘑洗净切小块；竹笋洗净去皮，切薄片。
②锅中注水烧开，加盐、竹笋、口蘑煮断生，倒豆腐块，煮断生后捞出。
③用油起锅，放姜片、银鱼干、料酒、清水、盐、鸡粉、食材，搅动使食材浸在汤汁中，煮熟盛出，撒上葱花即成。

功效

本品润肺止咳，清热解毒，润肠通便，可用于老年人肺虚咳嗽、便秘等症。

慢性阻塞性肺疾病—食疗汤

银鱼

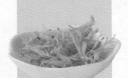

治疗肺虚咳嗽

食用注意！
①体质虚弱、营养不足、消化不良、高脂血症患者不宜食用。
②在烹饪银鱼前，先用清水浸泡。

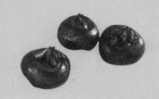

疾病—食疗粥

慢性阻塞性肺

马蹄

对肺部、食道有防治作用

| 每日适宜用量： 100克 | 对症营养吃法： 煮粥食用 |

🍲 疏通肺部功效

马蹄清热润肺，理气通化，对肺部、食道和乳腺的肿瘤有防治作用，吃鲜马蹄有利于对麻疹、百日咳及急性咽喉炎的防治。

● 马蹄详细介绍见P013

·当归马蹄粥·

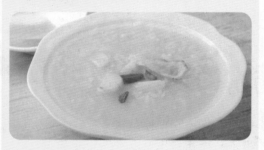

● 材料：当归10克，马蹄100克，大米150克

● 做法：
①洗净去皮的马蹄切成小块，砂锅中注水烧开，放入洗好的当归，用小火煮15分钟，至其析出有效成分，用筷子将当归夹出。
②把大米倒入砂锅中，搅拌一会儿，用小火煮至米粒熟软；加入切好的马蹄，拌匀，用小火续煮至马蹄熟透，搅拌片刻，盛出即可。

功效 本品能清凉润肺，适合肺病患者食用。

·马蹄大米粥·

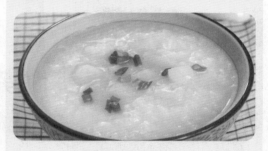

● 材料：马蹄30克，大米90克

● 调料：白糖6克，葱少许

● 做法：
①马蹄去皮洗净，切块；大米洗净泡发；葱洗净，切成葱花。
②锅置于火上，倒入适量清水，放入洗净的大米用旺火煮至米粒绽开。
③放入切好的马蹄，拌匀，用文火煮至粥浓稠时，加入白糖，拌匀调味，撒入葱花即可。

功效 本品清热润肺，利尿通便，对肺部、食道和乳腺的肿瘤有防治作用。

南瓜

润肺益气、化痰排脓

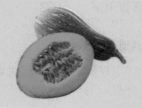

每日适宜用量： 100克 **对症营养吃法：** 煮粥食用

🍲 疏通肺部功效

据《滇南本草》载："南瓜性温，味甘无毒，入脾、胃二经，可润肺益气、化痰排脓、治咳止喘，肺病患者可常食。

● 南瓜详细介绍见P031

· 瓜子仁南瓜粥 ·

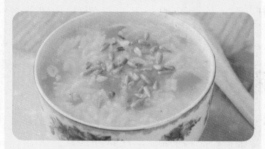

●材料： 瓜子仁40克，南瓜100克，大米100克

●调料： 白糖6克

●做法：

①南瓜洗净去皮，切厚片，再切成小块。

②瓜子仁炒熟，盛入盘中，待用。

③砂锅中注水烧开，倒入洗好的大米，搅散，用小火煮至熟；倒入南瓜块，拌匀，用小火续煮至熟烂；放入白糖，拌匀至入味，盛入碗中，撒上瓜子仁即可。

> **功效** 本品润肺益气，化痰排脓，可用于老年人肺炎等肺部疾病。

· 南瓜粥 ·

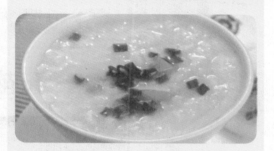

●材料： 南瓜30克，大米90克

●调料： 盐2克，葱少许

●做法：

①大米泡发洗净；南瓜去皮洗净，切小块；葱洗净，切成葱花。

②锅置火上，注入清水，放入大米煮至米粒绽开。

③放入南瓜，用小火煮至粥成，调入盐入味，撒上葱花即可。

> **功效** 本品能益气生津，和胃润肺，适合肺病患者食用。

疾病—食疗粥 | 慢性阻塞性肺

银耳

治肺热咳嗽、肺燥干咳症状

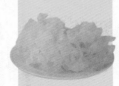

食用注意！
①优质银耳干燥，没有硫黄味，色泽淡黄。
②银耳用开水泡发后，应先把未泡开的和淡黄色的部分去掉，再烹调食用。

每日适宜用量： 50克　　　**对症营养吃法：** 煮粥食用

👍 疏通肺部功效

银耳含较多胶质，能吸收大量水分而胀大，可润肺滋阴，养胃生津，清热活血，补脑强心，有利于肺热咳嗽、肺燥干咳、妇女月经不调、胃炎、大便秘结等症。

👍 其他功效

银耳具有补气和血、润肠益胃、提神补脑、美容嫩肤、延年益寿等多种功效。

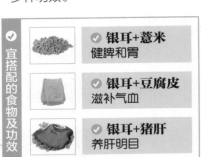

宜搭配的食物及功效

- ✅ **银耳+薏米** 健脾和胃
- ✅ **银耳+豆腐皮** 滋补气血
- ✅ **银耳+猪肝** 养肝明目

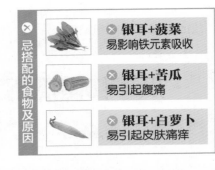

忌搭配的食物及原因

- ❌ **银耳+菠菜** 易影响铁元素吸收
- ❌ **银耳+苦瓜** 易引起腹痛
- ❌ **银耳+白萝卜** 易引起皮肤瘙痒

·天花粉银耳百合粥·

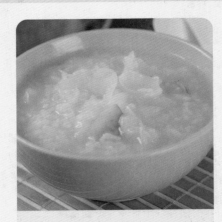

功效

本品润肺滋阴，养心安神，润肠通便，可用于治疗老年人肺热咳嗽、便秘、失眠等症。

●**材料：** 天花粉10克，百合20克，水发银耳30克，大米100克

●**调料：** 冰糖15克

●**做法：**
①银耳洗净撕小朵，备用。
②砂锅中注水烧开，倒入大米，搅拌匀，放入天花粉、银耳，搅匀，用小火煮至食材熟软；倒入百合，续煮至食材熟透；加入冰糖拌匀，略煮片刻至冰糖溶化，关火后盛出即可。

| 每日适宜用量： | **30克** | 对症营养吃法： | **煮粥食用** |

疏通肺部功效

莲子有养阴润肺、清心安神的功效，对于肺热咳嗽有很好的食疗作用。

其他功效

莲子可补脾止泻，益肾涩精，养心安神；还可促进凝血，使某些酶活化，维持神经传导性，维持肌肉的伸缩性和心跳的节律等作用。

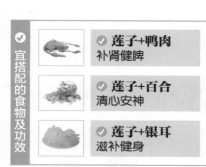

宜搭配的食物及功效

✅ 莲子+鸭肉
补肾健脾

✅ 莲子+百合
清心安神

✅ 莲子+银耳
滋补健身

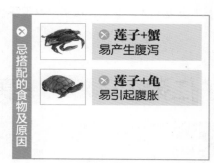

忌搭配的食物及原因

❌ 莲子+蟹
易产生腹泻

❌ 莲子+龟
易引起腹胀

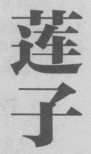

慢性阻塞性肺疾病食疗粥

莲子

养阴润肺、清心安神

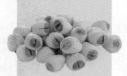

·木瓜莲子粥·

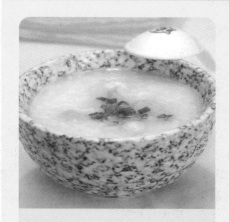

●材料：大米90克，莲子、木瓜各适量

●调料：盐2克，葱花少许

●做法：
①大米泡发洗净；莲子泡发洗净；木瓜去皮洗净，切小块。
②锅置火上，注入适量的清水与洗净的大米煮至米粒开花后，加入切好的木瓜，放入洗净的莲子搅拌均匀，一起焖煮。
③煮至粥浓稠时，调入盐搅拌均匀使粥入味，撒上葱花即可。

功效

本品养阴润肺，清心安神，润肠通便，对于肺热咳嗽有一定的食疗作用。

食用注意！

①莲子是滋补之品，大便干结和脘腹胀闷者忌用。
②莲子皮薄如纸，剥除费时间，莲子洗净放开水中，加老碱拌匀，倒淘米箩内揉搓即去皮。

疾病 ｜ 食疗粥

慢性阻塞性肺

松子

防治老年慢性支气管炎

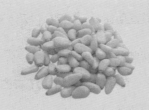

每日适宜用量： 30克   **对症营养吃法：** 煮粥食用

🍲 疏通肺部功效

松子含磷较丰富，多吃对大脑有益，松子对老年慢性支气管炎、支气管哮喘、便秘等疾病有辅助的疗效。

● 松子详细介绍见P052

·松子仁粥·

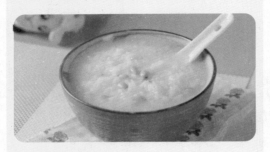

● 材料： 大米100克，松子仁35克

● 调料： 白糖4克

● 做法：

①砂锅中注水烧开，倒入洗净的大米，搅拌匀；加入备好的松子仁，搅拌均匀，用大火烧开后用小火煮至食材熟透；加入白糖，搅拌均匀，煮至白糖溶化，搅拌均匀。

②关火后盛出煮好的松子仁粥，装入碗中即可。

功效 本品补益气血，止咳定喘，可防治老年人慢性支气管炎、支气管哮喘、便秘等症。

·黄瓜松仁枸杞粥·

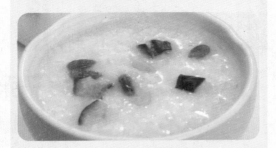

● 材料： 黄瓜、松仁、枸杞各20克，大米90克

● 调料： 盐2克，鸡精1克

● 做法：

①大米洗净，泡发1小时；黄瓜洗净，切成小块；松仁去壳取仁，枸杞洗净。

②锅置火上，注入水后，放入大米、松仁、枸杞，用大火煮开。

③再放入黄瓜煮至粥成，调入盐、鸡精煮至入味，再转入瓦煲中煮开即可食用。

功效 本品滋阴养液，强阳补骨，有利于治疗老年人支气管哮喘，止咳平喘。

白果

治疗呼吸道感染性疾病

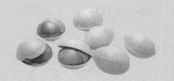

每日适宜用量：	**20克**	对症营养吃法：	**煮粥食用**

👍 **疏通肺部功效**

　　白果中含有白果酸、白果酚，有抑菌、杀菌作用，可改善呼吸道感染。白果具有敛肺气、定喘咳的功效。

● 白果详细介绍见P073

·薏米白果粥·

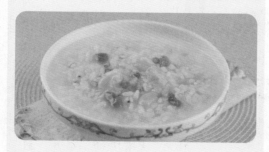

●材料：水发薏米40克，大米130克，白果50克，枸杞3克，葱花少许

●调料：盐2克

●做法：

①砂锅中注水烧开，放入薏米、大米，搅散，倒入白果，搅拌匀，用大火烧开后转小火煮至米粒熟软，搅拌片刻；放入枸杞，拌匀；加入盐，搅拌均匀至食材入味。

②关火，盛出煮好的粥，装入碗中，再撒上葱花即可。

> **功效** 本品化痰止咳，利水渗湿，抑菌杀菌，可辅助治疗呼吸道感染。

·冬瓜白果姜粥·

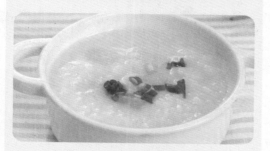

●材料：冬瓜25克，白果20克，姜末少许，大米100克，高汤半碗

●调料：盐2克，胡椒粉适量，葱少许

●做法：

①白果去壳、皮，洗净；冬瓜去皮、籽洗净，切块；大米洗净，泡发；葱洗净切成葱花。

②锅置火上，注入水后，放入大米、白果，用旺火煮至米粒开花。

③放入冬瓜、姜末，倒入高汤，改用小火煮至粥成，加入盐、胡椒粉调味，撒上葱花即可。

> **功效** 本品有敛肺气、定咳喘的功效，白果有杀菌作用，适合呼吸道感染患者食用。

慢性阻塞性肺疾病—食疗粥

杏仁

症状　缓解干咳无痰、肺虚久咳

每日适宜用量： 20克　　**对症营养吃法：** 煮粥食用

👍 疏通肺部功效

杏仁润肺止咳，可缓解干咳无痰、肺虚久咳等症；其所含的苦杏仁甙，在体内能被转化为微量的氢氰酸与苯甲醛，抑制呼吸中枢，达到镇咳平喘的作用。

👍 其他功效

杏仁对于因伤风感冒引起的多痰、咳嗽气喘、大便燥结等症状疗效显著。

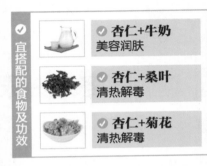

宜搭配的食物及功效

- ✅ **杏仁+牛奶** 美容润肤
- ✅ **杏仁+桑叶** 清热解毒
- ✅ **杏仁+菊花** 清热解毒

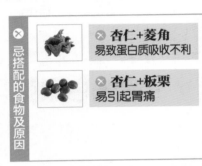

忌搭配的食物及原因

- ❌ **杏仁+菱角** 易致蛋白质吸收不利
- ❌ **杏仁+板栗** 易引起胃痛

·杏仁猪肺粥·

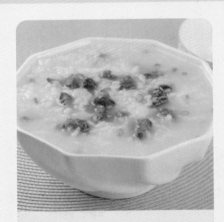

食用注意！
①杏仁制成饮料或浸泡水中数次后再吃，不但安全，还有益吸收。
②急、慢性肠炎患者不宜食用。
③杏仁要存放在密封的盒子中防虫防蛀。

功效

本品润肺止咳，补肺止血，润肠通便，可辅助治疗老年人便秘、肺虚咳嗽、咯血等症。

● **材料：** 猪肺150克，北杏仁10克，大米100克，姜片、葱花各少许

● **调料：** 盐3克，鸡粉2克，芝麻油、料酒、胡椒粉各适量

● **做法：**
①猪肺洗净切块放水中，加盐抓洗干净。
②锅中注水烧开，加入料酒、猪肺，焯水后捞出待用。
③砂锅中注水烧开，放北杏仁、大米，烧开后小火煮至大米熟软；倒入猪肺、姜片，小火煮熟；放鸡粉、盐、胡椒粉、芝麻油、葱花，拌匀即可。

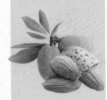

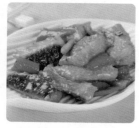

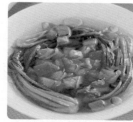

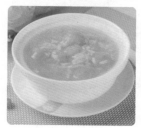

菜 汤 粥 ｜ 食 疗

类风湿关节炎类疾病

第 ⑤ 章

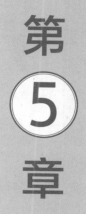

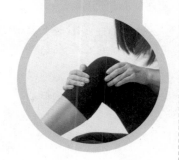

　　类风湿关节炎是一种由于自身免疫障碍引起的长期慢性炎症性疾病，以慢性、对称性、多滑膜关节炎和关节外病变为主要临床表现，好发于手、腕、足等小关节，反复发作，呈对称分布，并累至周围关节为主的多个系统组织。具体病因目前尚不十分明确，中医认为与脏腑阴阳内伤、外感风寒湿邪、痰浊瘀血内生和营气卫血失调有关。本书提供的饮食调理可以帮助患者更加简单轻松地防治类风湿关节炎疾病，提升生活质量。

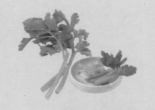

疾病—食疗菜 类风湿关节炎

芹菜

消炎解毒、安定情绪

每日适宜用量： 200克　　**对症营养吃法：** 炒食配餐

🍲 消炎止痛功效

　　芹菜性凉，有消炎解毒的功效；芹菜中的生物碱有镇静作用，有利于类风湿关节炎患者安定情绪，消除烦躁。

● 芹菜详细介绍见P002

·马蹄炒芹菜·

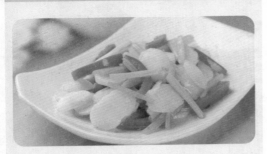

● 材料：马蹄100克，芹菜80克，彩椒40克

● 调料：盐2克，鸡粉2克，料酒、水淀粉、食用油各适量

● 做法：
①洗净的芹菜切段；洗好去皮的马蹄切片；洗净的彩椒切条。
②锅中注油烧热，倒入彩椒、芹菜、马蹄，翻炒均匀，炒至熟；放盐、鸡粉、料酒、水淀粉炒匀。
③关火后将炒好的食材盛出，装盘即可。

功效 本品能消炎解毒，安定情绪，适合类风湿关节炎患者食用。

·芹菜拌豆腐干·

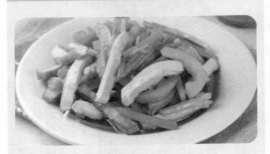

● 材料：芹菜85克，豆腐干100克，彩椒80克，蒜末少许

● 调料：盐3克，鸡粉2克，生抽、芝麻油、陈醋、食用油各适量

● 做法：
①洗好的豆腐干、彩椒切条，洗净的芹菜切段，分别焯水，捞出装入碗中。
②放入蒜末、鸡粉、盐、生抽、芝麻油、陈醋，搅拌片刻，将拌好的食材盛出，装入盘中即可。

功效 本品能除湿益气，适合类风湿关节炎患者食用。

苦瓜

清热解毒、消炎止痛

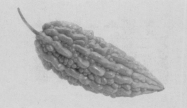

每日适宜用量： 100克 **对症营养吃法：** 炒食配餐

🥄 消炎止痛功效

苦瓜中的生物碱类物质奎宁有消炎退热、清心明目的功效，其苦味物质能杀菌解毒，有助于消炎止痛。

● 苦瓜详细介绍见P003

·苦瓜炒白果·

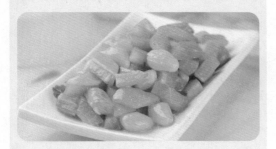

●材料：苦瓜130克，白果50克，彩椒40克，蒜末、葱段各少许

●调料：盐3克，水淀粉、食用油各适量

●做法：
①彩椒、苦瓜洗净切块；苦瓜、白果焯水。
②用油起锅，放蒜末、葱段爆香；倒入彩椒，翻炒匀；放入焯过水的食材，快速翻炒片刻；加入盐，炒匀调味；倒入水淀粉翻炒一会儿，至食材熟透、入味，盛入盘中即成。

> **功效** 本品富含多种营养物质，能消炎退热，清心明目，有助于消炎止痛。

·指天椒煸苦瓜·

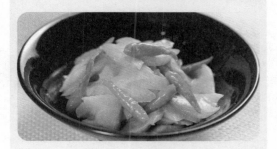

●材料：苦瓜300克，指天椒50克

●调料：食用油、香油、盐、味精各适量

●做法：
①苦瓜洗净，切成两瓣，挖去籽，斜切成厚片；指天椒去蒂洗净。
②锅内不放油，用小火分别将苦瓜、指天椒煸去部分水分后倒出。
③锅置火上烧热，放入油，下指天椒、苦瓜炒至断生；放入盐、味精炒匀；加香油炒熟即成。

> **功效** 本品能利水清热，适合类风湿关节炎患者食用。

茼蒿

镇定安神、缓解疼痛

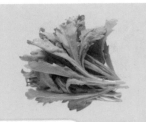

| 每日适宜用量： | 200克 | 对症营养吃法： | 拌食配餐 |

🥄 消炎止痛功效

茼蒿中含有挥发油和胆碱，具有镇定安神的功效，可以有效缓解类风湿关节炎患者的疼痛症状。

● 茼蒿详细介绍见P010

· 茼蒿黑木耳炒肉 ·

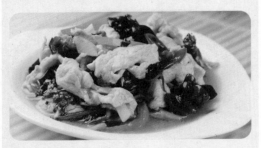

●材料：茼蒿100克，瘦肉90克，彩椒50克，水发木耳45克，姜、蒜、葱少许

●调料：盐3克，鸡粉2克，料酒、生抽、水淀粉、食用油各适量

●做法：
①木耳、彩椒洗净切好，焯水；茼蒿洗净切段；瘦肉洗净切片，加调味料腌渍入味。
②用油起锅，放姜蒜葱爆香；倒入肉片炒匀，加料酒、茼蒿、水、彩椒、木耳、盐、鸡粉、生抽、水淀粉，炒熟即成。

> **功效** 本品能活血消炎，适合类风湿关节炎患者食用。

· 芝麻酱拌茼蒿 ·

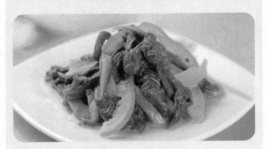

●材料：茼蒿180克，彩椒45克

●调料：芝麻酱15克，盐适量

●做法：
①洗净的彩椒切成丝，将彩椒和洗净的茼蒿焯水。
②将焯过水的茼蒿和彩椒装入碗中，放入芝麻酱，加入盐，用筷子拌匀，至其入味。
③将拌好的食材装入盘中即可。

> **功效** 本品具有镇定安神、缓解疼痛的功效，有助于消炎止痛。

洋葱

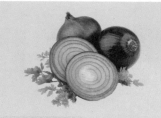

杀菌消炎、缓解疼痛

| 每日适宜用量： | **100克** | 对症营养吃法： | **炒食配餐** |

👆 消炎止痛功效

洋葱中含有植物杀菌素，有利于杀菌消炎，缓解类风湿关节炎患者的疼痛。

● 洋葱详细介绍见P015

·洋葱炒黄鳝·

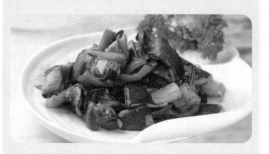

- ●材料：鳝鱼200克，洋葱100克，彩椒55克，姜片、蒜末、葱段各少许

- ●调料：盐3克，料酒、生抽、水淀粉、芝麻油、鸡粉、食用油各适量

- ●做法：
①洋葱、彩椒洗净切块；鳝鱼切块，加盐、料酒，拌匀腌渍后焯水。
②炒锅中注油烧热，放葱姜蒜爆香；倒入彩椒、洋葱炒匀；放鳝鱼、料酒、生抽、盐、鸡粉、水淀粉、芝麻油炒匀即成。

> **功效** 本品能杀菌消炎，缓解疼痛，有助于消炎止痛，适合类风湿关节炎患者食用。

·西红柿洋葱炒蛋·

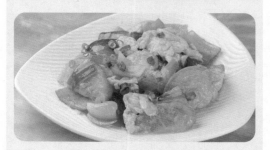

- ●材料：西红柿100克，鸡蛋2个，洋葱95克，葱花少许

- ●调料：盐3克，鸡粉2克，水淀粉、食用油适量

- ●做法：
①洗净的洋葱、西红柿切块；鸡蛋加盐打散，炒熟。
②用油起锅，倒入洋葱、西红柿炒匀；放入鸡蛋，炒匀；加水，炒至熟软；加盐、水淀粉、鸡粉，炒匀调味，撒上葱花即可。

> **功效** 本品能缓解疼痛，适合类风湿关节炎患者食用。

类风湿关节炎

疾病 — 食疗菜

黑木耳

提高免疫力

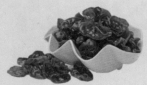

每日适宜用量： 50克　　**对症营养吃法：** 凉拌配餐

消炎止痛功效

黑木耳有助于提高人体免疫力的作用，可以缓解局部的红肿热痛等症状。

● 黑木耳详细介绍见P018

·黑木耳拌海蜇丝·

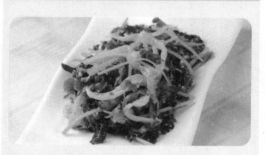

● 材料： 水发黑木耳40克，水发海蜇120克，胡萝卜80克，西芹80克，香菜、蒜末少许

● 调料： 盐1克，鸡粉2克，白糖、陈醋、芝麻油各适量

● 做法：

①胡萝卜洗净切丝；黑木耳洗净切块；西芹、海蜇洗净切丝；香菜洗净切末。

②海蜇丝、胡萝卜、黑木耳、西芹分别焯水，装入碗中；放入蒜末、香菜、白糖、盐、鸡粉、陈醋、芝麻油，拌匀即成。

功效 本品有助于提高免疫力，缓解局部红肿热痛等症状，适合类风湿关节炎患者食用。

·白菜炒黑木耳·

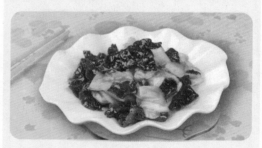

● 材料： 白菜300克，黑木耳100克

● 调料： 盐1克，蚝油3毫升

● 做法：

①白菜洗净切片；黑木耳泡发后洗净沥干，切成片。

②锅中倒油烧热，下入白菜和黑木耳炒熟。

③加盐炒匀，再倒入蚝油，翻炒均匀即成。

功效 本品能清热生津，消炎止痛，适合类风湿关节炎患者食用。

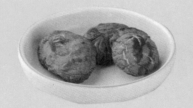

香菇

增强免疫、缓解疼痛

每日适宜用量： 50克　　　**对症营养吃法：** 炒食配餐

类风湿关节炎

疾病｜食疗菜

🍲 消炎止痛功效

香菇中含有多种维生素和矿物质，有助于增强类风湿关节炎患者的免疫力，缓解局部疼痛。

● 香菇详细介绍见P030

·素炒香菇西芹·

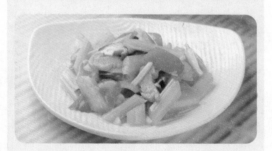

● 材料： 西芹95克，彩椒45克，鲜香菇30克，胡萝卜片、蒜末、葱段各少许

● 调料： 盐3克，鸡粉、水淀粉、食用油各适量

● 做法：

①洗净的彩椒切块；洗好的香菇切丝；洗净的西芹切段；胡萝卜片、香菇丝、西芹段分别焯水。

②用油起锅，放蒜葱爆香；倒入焯过水的食材炒匀；加盐、鸡粉，炒匀调味；倒入水淀粉快速翻炒至食材熟软入味即成。

功效 本品有助于增强免疫力，缓解疼痛，适合类风湿关节炎患者食用。

·松子仁烧香菇·

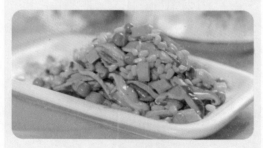

● 材料： 香菇100克，松子仁150克，上汤、青豆各适量

● 调料： 盐、料酒、酱油、姜汁、花椒油、香油、生粉各适量

● 做法：

①香菇泡发洗净，去蒂切片，焯水；松子仁去皮，拍烂。

②起锅，花椒油烧热，松子仁下锅稍炸；放香菇、青豆、盐、料酒、酱油、姜汁、上汤，烧至入味；勾芡，放香油起锅即可。

功效 本品有助于增强免疫力，缓解疼痛，适合类风湿关节炎患者食用。

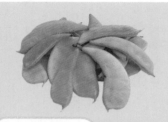

疾病 — 食疗菜

类风湿关节炎

扁豆

增强免疫力

每日适宜用量： 100克　　**对症营养吃法：** 炒食配餐

🍲 消炎止痛功效

　　扁豆清热解毒，有助于缓解类风湿关节炎患者的疼痛；扁豆中的B族维生素、维生素C及烟酸等多种营养物质，可以增强免疫力。

● 扁豆详细介绍见P045

·蒜香扁豆丝·

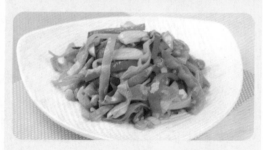

●材料：扁豆150克，大蒜15克，红椒20克

●调料：盐2克，料酒、鸡粉、水淀粉、食用油各适量

●做法：

①将择洗干净的扁豆切丝；洗好的红椒切丝；去皮洗净的大蒜切片。

②锅中注油烧热，放入蒜片爆香；倒入红椒、扁豆、料酒，炒香；注水，翻炒几下；加入盐、鸡粉，炒匀调味；淋入水淀粉翻炒均匀，盛入盘中即可。

> **功效** 本品能清热解毒、增强免疫力，适合类风湿关节炎患者食用。

·香菇拌扁豆·

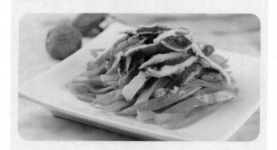

●材料：鲜香菇60克，扁豆100克

●调料：盐4克，鸡粉4克，芝麻油、白醋、食用油各适量

●做法：

①扁豆、香菇分别洗净切长条，入沸水中焯水至熟，捞出。

②香菇装碗中，加盐、鸡粉、芝麻油拌匀；扁豆装碗，加盐、鸡粉、白醋、芝麻油拌匀。将拌好的扁豆装入盘中，放上香菇即可。

> **功效** 本品能补钙、消炎、止痛，适合类风湿关节炎患者食用。

山药

健脾利湿、缓解肿胀

每日适宜用量：50~100克　　**对症营养吃法：炒食配餐**

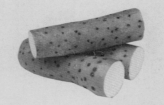

类风湿关节炎

疾病 — 食疗菜

🍲 消炎止痛功效

山药具有健脾利湿的功效，可用于缓解类风湿关节炎患者的肿胀症状。

● 山药详细介绍见P085

· 枸杞黑木耳炒山药 ·

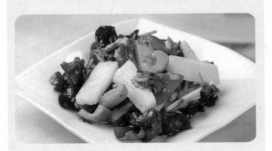

● 材料：山药180克，水发黑木耳40克，香菜40克，姜片、蒜末各少许

● 调料：盐3克，鸡粉2克，料酒、蚝油、水淀粉、食用油各适量

● 做法：
① 山药、黑木耳洗净切块，焯水；香菜洗净切段。
② 用油起锅，放姜蒜炒香；倒入焯煮好的食材炒匀；加料酒、盐、鸡粉、蚝油、水淀粉炒匀；放入香菜，炒至断生即成。

功效 本品能健脾利湿，缓解肿胀，有助于消炎止痛，适合类风湿关节炎患者食用。

· 丝瓜炒山药 ·

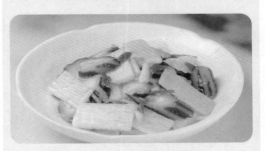

● 材料：丝瓜120克，山药100克，枸杞10克，蒜末、葱段各少许

● 调料：盐3克，鸡粉2克，水淀粉、食用油各适量

● 做法：
① 洗净的丝瓜切块，洗好去皮的山药切片，枸杞洗净，分别焯水。
② 用油起锅，放蒜葱爆香；倒入焯过水的食材，翻炒匀；加鸡粉、盐、水淀粉快速炒匀，至食材熟透，盛出即成。

功效 本品能清热消炎，适合类风湿关节炎患者食用。

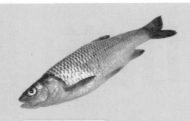

草鱼

祛风活痹、缓解疼痛

疾病—食疗菜 类风湿关节炎

每日适宜用量： **100克**　　对症营养吃法： **蒸食配餐**

🍲 消炎止痛功效

草鱼具有祛风、活痹、截疟等功效，有助于缓解类风湿关节炎患者的症状。

● 草鱼详细介绍见P064

·蒜苗烧草鱼·

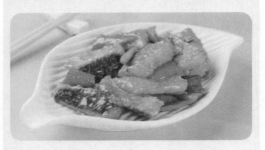

● 材料：草鱼肉250克，蒜苗100克

● 调料：盐3克，鸡粉2克，老抽、生抽、料酒、生粉、水淀粉、食用油各适量

● 做法：
① 洗净的蒜苗切段；洗净的草鱼肉切块，加调味料腌渍，炸至金黄色。
② 用油起锅，放蒜苗梗、草鱼块、料酒，炒香；注水煮沸，加盐、鸡粉、老抽、生抽拌匀煮沸；加蒜苗叶、水淀粉搅拌均匀即成。

功效　本品有助于增强免疫力，适合类风湿关节炎患者食用。

·浇汁草鱼片·

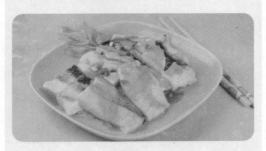

● 材料：草鱼肉320克，水发粉丝120克，姜片、葱条各少许

● 调料：盐、鸡粉、胡椒粉各2克，料酒、陈醋、白糖、水淀粉、食用油各适量

● 做法：
① 草鱼肉洗净切片；粉丝煮软捞出装盘。
② 用油起锅，放姜葱爆香；加水、盐、鸡粉、料酒、草鱼片略煮，放在粉丝上。
③ 锅中注水烧热，加盐、鸡粉、白糖、陈醋、胡椒粉、水淀粉调成味汁，浇在鱼片上即可。

功效　本品能祛风活痹，缓解疼痛，适合类风湿关节炎患者食用。

绿豆芽

增强免疫、清热解毒

| 每日适宜用量： | 100克 | 对症营养吃法： | 炒食配餐 |

💪 消炎止痛功效

　　绿豆芽中富含维生素C，能够增强免疫力；绿豆芽具有清热、解毒的功效，可以缓解类风湿关节炎患者的疼痛。

● 绿豆芽详细介绍见P057

·甜椒炒绿豆芽·

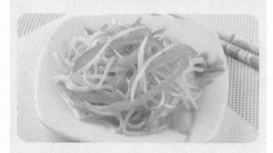

● 材料：彩椒70克，绿豆芽65克

● 调料：盐、鸡粉各少许，水淀粉、食用油各适量

● 做法：
① 把洗净的彩椒切成丝，备用。
② 锅中倒入适量食用油，下入彩椒、绿豆芽，翻炒至食材熟软；加入盐、鸡粉，倒入水淀粉，快速拌炒均匀至食材完全入味。
③ 起锅，将炒好的菜盛出，装入盘中即可。

> **功效**　本品有助于增强免疫力，清热解毒，能消炎止痛，适合类风湿关节炎患者食用。

·猪肝拌豆芽·

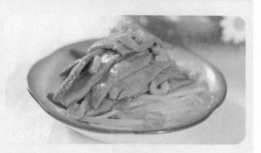

● 材料：猪肝、绿豆芽各100克，虾米、姜末适量

● 调料：白糖、酱油、盐、醋各适量

● 做法：
① 猪肝洗净，切成薄片；绿豆芽择去根洗净备用；虾米用开水泡软。
② 锅中加入水、盐烧开，将猪肝和绿豆芽焯熟后捞出，装入盘内。
③ 将切好的猪肝片加入所有调味料腌渍入味，加入豆芽，撒上虾米即可。

> **功效**　本品能补血活血，消炎止痛，有助于缓解类风湿关节炎患者食用。

类风湿关节炎

疾病—食疗汤

黄瓜

清热利水、缓解疼痛

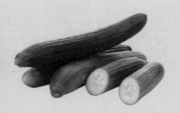

每日适宜用量： 200克 | **对症营养吃法：** 煮汤食用

🥄 消炎止痛功效

　　黄瓜中的维生素C能够提高人体的免疫功能；黄瓜性凉，具有清热凉血、消炎解毒的功效，可以有效缓解疼痛。

● 黄瓜详细介绍见P016

·玉竹山药黄瓜汤·

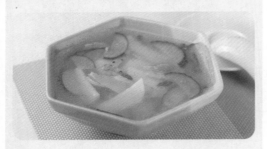

●材料：玉竹8克，山药160克，黄瓜100克

●调料：盐2克，鸡粉2克，食用油适量

●做法：
①洗好的黄瓜切成片；去皮洗净的山药切成片。
②砂锅注水烧开，放入玉竹、山药，烧开后小火炖至熟；倒入黄瓜，搅拌匀，煮至黄瓜熟软；放入盐、鸡粉，淋入食用油拌匀调味。
③将煮好的汤料盛入汤碗中即可。

> **功效** 本品能清热利水，缓解疼痛，有助于消炎止痛，对类风湿关节炎有食疗功效。

·老黄瓜猪胰汤·

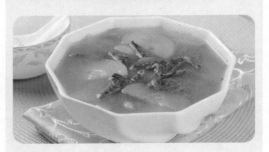

●材料：老黄瓜150克，猪胰90克，姜片、葱花各少许

●调料：盐3克，鸡粉3克，料酒、水淀粉、胡椒粉、食用油各适量

●做法：
①洗净的老黄瓜去皮切片；洗好的猪胰切片，放调味料腌渍入味。
②用油起锅，放姜片爆香；倒入老黄瓜，炒熟；注水煮沸，放盐、鸡粉、胡椒粉、猪胰，搅匀烧开，煮至全部食材熟透即成。

> **功效** 本品能消炎止痛，适合类风湿关节炎患者食用。

白萝卜

清热解毒、缓解疼痛

| 每日适宜用量： | **100克** | 对症营养吃法： | **煮汤食用** |

🍲 消炎止痛功效

　　白萝卜性凉、味甘，能够化痰、清热、解毒，对于缓解类风湿关节炎患者的疼痛具有一定的功效。

● 白萝卜详细介绍见P019

·杏仁百合白萝卜汤·

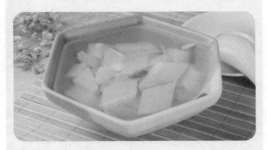

● 材料：杏仁15克，干百合20克，白萝卜200克

● 调料：盐3克，鸡粉2克

● 做法：

①洗净的白萝卜切丁。

②砂锅中注入适量清水烧开，放入洗好的百合、杏仁，加入白萝卜丁，拌匀，用小火煮至其熟软；放入盐、鸡粉，拌匀调味。

③盛出煮好的萝卜汤，装入碗中即可。

功效　本品能清热解毒，缓解疼痛，适合类风湿关节炎患者食用。

·白萝卜猪肺汤·

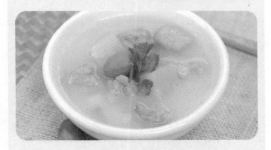

● 材料：猪肺200克，白萝卜150克，青榄1个

● 调料：盐3克

● 做法：

①猪肺洗净，切块；白萝卜洗净，切块；青榄洗净。

②锅中注水烧开，下猪肺焯去血渍，捞出洗净，待用。

③将猪肺、白萝卜、青榄放入瓦煲内，注入清水，大火烧开，再用小火煲煮至熟软，加盐调味即可。

功效　本品能清热消炎，适合类风湿关节炎患者食用。

疾病—食疗汤

类风湿关节炎

豆腐

健脾利湿、缓解肿胀

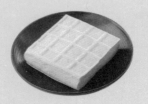

每日适宜用量： 80~100克　　**对症营养吃法：** 煮汤食用

🍲 消炎止痛功效

豆腐有健脾利湿的功效，可缓解肿胀症状；豆腐中富含钙质，可改善类风湿关节炎患者的骨质疏松现象。

● 豆腐详细介绍见P110

·苋菜豆腐鹌鹑蛋汤·

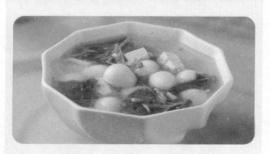

● **材料：** 熟鹌鹑蛋180克，豆腐150克，苋菜100克，姜片、葱花各少许

● **调料：** 盐2克，芝麻油、食用油各适量

● **做法：**

①豆腐洗净切块；苋菜洗净切段。

②锅中注入适量清水烧开，放少许食用油，撒上姜片，加盐，倒入豆腐块搅匀，用大火煮一会儿；放入去壳的熟鹌鹑蛋、苋菜，淋入芝麻油搅拌匀，续煮片刻，至食材熟软、入味即成。

> **功效** 本品健脾利湿，缓解肿胀，补充钙质，适合类风湿关节炎患者食用。

·西红柿豆腐汤·

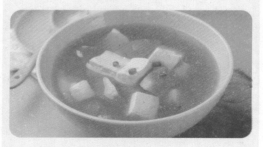

● **材料：** 豆腐180克，西红柿150克，葱花少许

● **调料：** 盐、鸡粉各2克，西红柿酱适量

● **做法：**

①将洗净的豆腐切成小块，焯水，捞出装盘备用。

②锅中注入适量清水烧开，倒入切好的西红柿，搅拌匀，加入盐、鸡粉，煮约2分钟；加入少许西红柿酱，搅拌匀；倒入焯煮好的豆腐，拌匀，煮约1分钟至熟；盛出煮好的汤料，装入碗中，撒上葱花即成。

> **功效** 本品能杀菌消炎，适合类风湿关节炎患者食用。

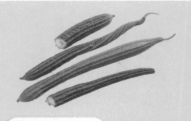

丝瓜

清热化痰、凉血解毒

每日适宜用量： 100~200克　　**对症营养吃法：** 煮汤食用

类风湿关节炎 疾病—食疗汤

👍 **消炎止痛功效**

　　中医认为，丝瓜性凉，有清热化痰、凉血解毒、通络行血、利尿等功效，适合风湿关节炎患者食用。

● 丝瓜详细介绍见P111

·黑木耳丝瓜汤·

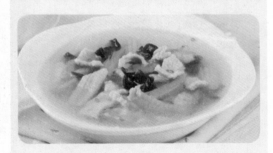

●材料：水发黑木耳40克，玉米笋65克，丝瓜150克，瘦肉200克，胡萝卜片、姜、葱少许

●调料：盐、鸡粉、水淀粉、食用油各适量

●做法：
①黑木耳、玉米笋洗净切块；丝瓜洗净切段；胡萝卜洗净切片；瘦肉洗净切片，放盐、鸡粉、水淀粉、食用油腌渍入味。
②锅中注水烧开，加食用油、姜片、黑木耳、丝瓜、胡萝卜、玉米笋、盐、鸡粉、肉片拌匀煮熟即成。

功效 本品能清热化痰，凉血解毒，适合类风湿关节炎患者食用。

·竹荪莲子丝瓜汤·

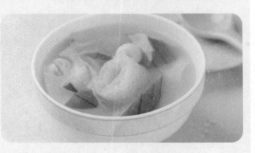

●材料：丝瓜120克，玉兰片140克，水发竹荪80克，水发莲子120克，高汤300毫升

●调料：盐、鸡粉各2克

●做法：
①洗好的竹荪、玉兰片切段；洗净的丝瓜切块，备用。
②砂锅中注水烧热，倒入高汤，放入莲子、玉兰片，用中火煮熟；倒入丝瓜、竹荪，拌匀，用小火续煮至熟；加盐、鸡粉，拌匀调味即成。

功效 本品能清热，解毒，消炎，适合类风湿关节炎患者食用。

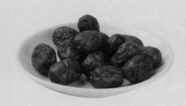

类风湿关节炎
疾病——食疗汤

红枣

增强免疫力

每日适宜用量： **30克**　对症营养吃法： **煮汤食用**

👍 消炎止痛功效

红枣富含多种维生素和矿物质，类风湿关节炎患者经常食用可以增强机体免疫力，缓解疼痛。

● 红枣详细介绍见P080

· 红枣桂圆薏米汤 ·

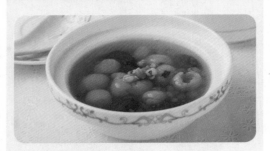

●材料： 红枣20克，红豆90克，薏米80克，桂圆肉25克

●调料： 白糖20克

●做法：
①砂锅中注水烧开，倒入准备好的原料，烧开后用小火煮至食材熟软。
②揭开盖，放入白糖，搅拌匀，煮约半分钟至其溶化。
③盛出煮好的汤料，装入碗中即可。

功效 本品能益气补虚，增强免疫力，适合类风湿关节炎患者食用。

· 红枣银耳汤 ·

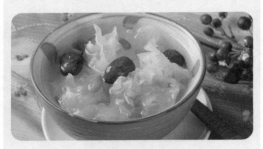

●材料： 水发银耳40克，红枣25克，枸杞适量

●调料： 盐适量

●做法：
①泡发洗净的银耳切去黄色根部，切成小块，备用。
②锅中注水烧开，倒入备好的红枣、银耳，烧开后转小火煮至食材熟软，倒入枸杞，搅拌均匀，加入盐。
③将煮好的汤盛出，放凉即可饮用。

功效 本品具有益气补血，消炎止痛、润肺生津等功效，适合类风湿关节炎患者食用。

薏米

利水渗湿、除痹排脓

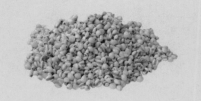

| 每日适宜用量： | **50克** | 对症营养吃法： | **煮汤食用** |

🍲 消炎止痛功效

　　薏米具有利水渗湿、解热健脾、除痹排脓等功效，可缓解类风湿关节炎患者的肿胀、疼痛。

● 薏米详细介绍见P027

· 苦瓜薏米排骨汤 ·

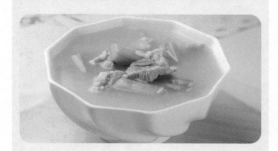

● 材料： 排骨段200克，苦瓜100克，水发薏米90克，姜片10克

● 调料： 盐、鸡粉、料酒各适量

● 做法：

①洗净的苦瓜切段；排骨段焯水。

②砂锅中注水烧开，放入排骨段、姜片、薏米，淋上料酒提味，煮沸后转小火煮至排骨七成熟；倒入苦瓜，续煮至全部食材熟透。

③加盐、鸡粉搅匀，略煮即成。

> **功效** 本品能利水渗湿，除痹排脓，适合类风湿关节炎患者食用。

· 半夏薏米汤 ·

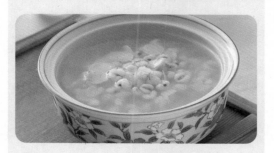

● 材料： 半夏15克，薏米1杯，百合10克

● 调料： 盐2克，冰糖适量

● 做法：

①半夏、薏米洗净；百合洗净备用。

②锅中加水烧开，倒入薏米煮至沸腾，再倒入半夏、百合煮至熟。

③加入盐、冰糖，调匀即可。

> **功效** 本品能利水除湿，适合类风湿关节炎患者食用。

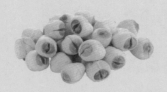

疾病 —— 食疗汤

类风湿关节炎

莲子

健脾祛湿、缓解肿胀

每日适宜用量： 50克

对症营养吃法： 煮汤食用

🍲 消炎止痛功效

莲子具有健脾祛湿的功效，可缓解类风湿关节炎患者的肿胀和疼痛。

● 莲子详细介绍见P151

·冬瓜银耳莲子汤·

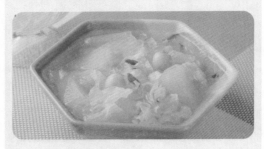

●材料：冬瓜300克，水发银耳100克，水发莲子90克，冰糖30克

●调料：盐、鸡粉、料酒各适量

●做法：

①洗净的冬瓜去皮，切成丁；洗好的银耳切成块。

②砂锅中注水烧开，倒入莲子、银耳，用小火煮至食材熟软；倒入冬瓜丁，用小火再煮至冬瓜熟软；放入冰糖，搅拌匀，用小火续煮至冰糖溶化即成。

功效 本品能健脾祛湿，缓解肿胀，有助于类风湿关节炎患者消炎止痛。

·莲子山药甜汤·

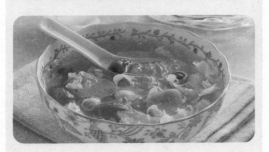

●材料：银耳100克，莲子30克，百合20克，山药1小段

●调料：冰糖适量

●做法：

①银耳洗净泡开备用。

②银耳、莲子、百合同时入锅煮至熟软；将已去皮切块的山药放入，一起煮熟。

③放入冰糖调味即可。

功效 本品能补脾益气，消炎止痛，适合类风湿关节炎患者食用。

鸭肉

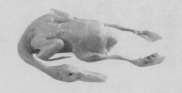

清肺解热、利水消肿

每日适宜用量： 100克　**对症营养吃法：** 煲汤食用

类风湿关节炎 —— 疾病 | 食疗汤

🥘 消炎止痛功效

鸭肉具有养胃滋阴、清肺解热、大补虚劳、利水消肿的功效，适合类风关节炎患者食用。

● 鸭肉详细介绍见P024

·金银花丹参鸭汤·

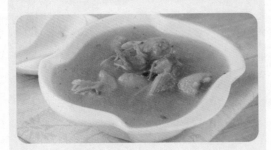

●材料：鸭肉400克，金银花8克，丹参12克

●调料：盐2克，鸡粉2克，料酒适量

●做法：
①洗净的鸭肉焯去血水。
②砂锅中注水烧开，放入洗净的金银花、丹参，倒入焯过水的鸭肉，加料酒，烧开后用小火炖熟；放入盐、鸡粉搅匀调味。
③把炖煮好的汤料盛入碗中即可。

功效 本品能利水消肿，益气滋阴，适合类风湿关节炎患者食用。

·冬笋鸭块汤·

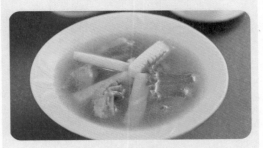

●材料：冬笋500克，母鸭1只，火腿肉25克

●调料：料酒、盐、生姜、味精、油各适量

●做法：
①母鸭洗净，斩成小块。
②冬笋剥壳洗净，切成骨牌块；火腿肉洗净切片；生姜洗净切末。
③炒锅置旺火上，放入油烧热，将姜末炒出香味；投入鸭块翻炒，加入料酒和冬笋块一同翻炒；加入适量水和火腿肉片，煮熟后调入味精、盐即可出锅。

功效 本品能清热益气，消炎止痛，适合类风湿关节炎患者食用。

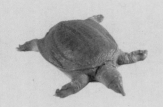

疾病—食疗汤

类风湿关节炎

甲鱼

滋阴散结、滋补益气

每日适宜用量： 80克

对症营养吃法： 煲汤食用

🥄 消炎止痛功效

甲鱼具有益气补虚、滋阴壮阳、益肾散结等功效，能缓解类风湿关节炎患者的疼痛。

● 甲鱼详细介绍见P062

·甲鱼百部汤·

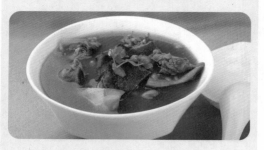

●**材料：** 甲鱼600克，地骨皮9克，生地10克，百部10克，枸杞10克，姜片少许

●**调料：** 料酒、鸡汁、盐各适量

●**做法：**

①洗净的甲鱼焯去血水。

②砂锅中注水烧开，倒入洗净的地骨皮、生地、百部、姜片、甲鱼块、枸杞、料酒、鸡汁，搅拌几下，烧开后用小火煮至食材熟透；放入盐搅拌片刻，使味道均匀即成。

功效 本品能滋阴散结，滋补益气，适合类风湿关节炎患者食用。

·熟地炖甲鱼·

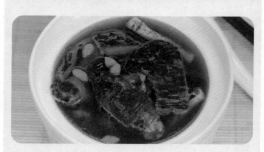

●**材料：** 甲鱼1只，五指毛桃根、熟地黄、枸杞各适量

●**调料：** 盐3克

●**做法：**

①五指毛桃根、熟地黄、枸杞均洗净，浸水10分钟。

②甲鱼洗净，斩块，焯水。

③将五指毛桃根、熟地黄、枸杞放入砂煲，注水烧开；下入甲鱼，用小火煲煮至熟烂；加盐调味即可。

功效 本品能滋补益气，增强免疫力，适合类风湿关节炎患者食用。

每日适宜用量： **100克**　　**对症营养吃法：** **煲汤食用**

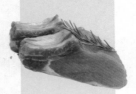

类风湿关节炎
疾病—食疗汤

羊骨

补中益气、
温经活痹

消炎止痛功效

羊骨能够益气补脾，温经活痹，强筋健骨，适用于腰膝酸软乏力等症，对于类风湿关节炎患者有补益作用。

其他功效

羊骨中含有磷酸钙、骨胶原、骨类黏蛋白、弹性硬蛋白等多种营养成分，具有补肾强筋的功效。

宜搭配的食物及功效

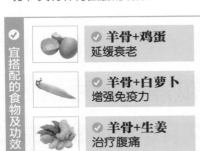

- ✔ **羊骨+鸡蛋** 延缓衰老
- ✔ **羊骨+白萝卜** 增强免疫力
- ✔ **羊骨+生姜** 治疗腹痛

忌搭配的食物及原因

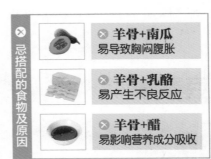

- ✖ **羊骨+南瓜** 易导致胸闷腹胀
- ✖ **羊骨+乳酪** 易产生不良反应
- ✖ **羊骨+醋** 易影响营养成分吸收

·莲子羊骨汤·

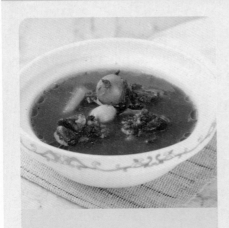

● **材料：** 芡实40克，羊骨500克，莲子35克，姜片少许

● **调料：** 盐、鸡粉、料酒各适量

● **做法：**
①洗净的羊骨焯去血水。
②砂锅中注水烧开，倒入洗净的莲子、姜片、芡实、羊骨，淋入料酒，烧开后用小火炖至食材熟透；加入鸡粉、盐搅拌片刻，至食材入味。
③关火后盛出炖好的汤料，装入碗中即可。

功效

本品能补中益气，温经活痹，有助于消炎止痛，适合类风湿关节炎患者经常食用。

食用注意！
①羊骨特别适合虚劳羸瘦、腰膝无力、筋骨挛痛、久泻久痢者食用。
②宿有内热者不可食用羊骨。

疾病—食疗粥

类风湿关节炎

绿豆

清热解毒、缓解疼痛

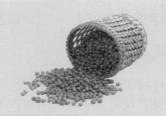

| 每日适宜用量： | 50克 | 对症营养吃法： | 煮粥食用 |

🍲 消炎止痛功效

绿豆清热解毒，清暑益气，止渴利尿，有助于抗过敏，抗菌抑菌，增强机体免疫功能，有效缓解类风湿关节炎患者的疼痛。

● 绿豆详细介绍见P029

·茯苓绿豆薏米粥·

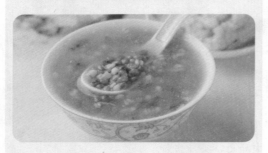

●材料：大米60克，薏米40克，茯苓10克，玉米粒、绿豆各30克

●调料：盐2克

●做法：
①大米、薏米、绿豆均泡发洗净；玉米粒、茯苓洗净。
②锅置火上，倒入适量清水，放入大米、薏米、绿豆、茯苓，以大火煮至开花。
③加入玉米粒煮至浓稠状，调入盐拌匀即可。

功效 本品能清热解毒，有助于杀菌消炎、缓解疼痛，对于类风湿关节炎患者具有一定的食疗作用。

·冬瓜莲子绿豆粥·

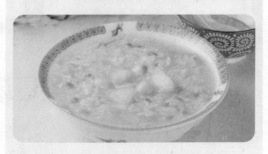

●材料：冬瓜200克，水发绿豆70克，水发莲子90克，水发大米180克

●调料：冰糖20克

●做法：
①洗净去皮的冬瓜切块，备用。
②砂锅中注水烧开，倒入绿豆、莲子，放入洗好的大米，拌匀，烧开后用小火煮至食材熟软；放入冬瓜块，用小火续煮至食材熟透；放入冰糖拌匀，煮约至冰糖溶化即成。

功效 本品能利水除湿，消炎止痛，适合类风湿关节炎患者食用。

红豆

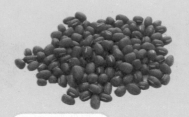

健脾利水、利湿热

| 每日适宜用量： | **50克** | 对症营养吃法： | **煮粥食用** |

👍 消炎止痛功效

红豆有健脾利水、解毒消痈、利湿热等作用，能缓解类风湿关节炎患者的水肿，减轻局部疼痛。

● 红豆详细介绍见P028

·南瓜红豆粥·

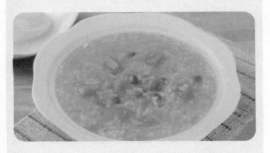

●材料：红豆、南瓜各适量，大米100克

●调料：白糖6克

●做法：
①大米泡发洗净；红豆泡发洗净；南瓜去皮洗净，切小块。
②锅置火上，注入清水，放入大米、红豆、南瓜，用大火煮至米粒绽开。
③改用小火煮至粥成后，调入白糖，搅匀即可食用。

> **功效** 本品有消肿、利尿的功效，适合类风湿关节炎患者食用。

·玉米红豆粥·

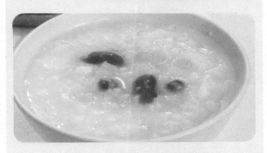

●材料：玉米、红芸豆、豌豆各适量，大米90克

●调料：盐3克，味精少许

●做法：
①玉米、豌豆洗净；红芸豆、大米泡发洗净，备用。
②锅置火上，注水后，放入大米、玉米、豌豆、红芸豆煮至米粒绽开。
③转小火煮至粥成，调入盐、味精入味即可。

> **功效** 本品能补血活血，利水祛湿，适合类风湿关节炎患者食用。

疾病—食疗粥

类风湿关节炎

黑豆

祛风除湿、活血解毒

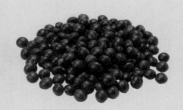

每日适宜用量： 30克

对症营养吃法： 煮粥食用

🍲 消炎止痛功效

　　黑豆具有祛风除湿、活血、解毒、利尿等功效，可缓解类风湿关节炎患者的局部疼痛，消除水肿。

● 黑豆详细介绍见P108

· 桑葚黑豆黑米粥 ·

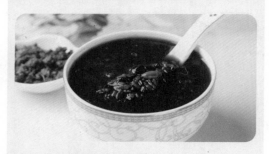

●材料：桑葚15克，水发黑豆20克，水发黑米50克，水发大米50克

●调料：冰糖10克

●做法：
①砂锅中注水烧开，倒入洗好的桑葚，用小火煮化，捞出桑葚。
②倒入洗好的黑豆、黑米、大米，拌匀，用小火煮至食材熟透；放入冰糖搅拌匀，煮至冰糖溶化。
③把煮好的粥盛出，装入碗中即成。

功效 本品能祛风除湿，活血解毒，有助于消炎止痛，适合肾虚、贫血的类风湿关节炎患者食用。

· 糯米黑豆粥 ·

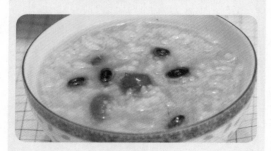

●材料：糯米70克，黑豆30克，红枣20克

●调料：白糖3克

●做法：
①糯米、黑豆均泡发洗净；红枣洗净，去核，切成小块。
②锅置火上，倒入清水，放入糯米、黑豆煮至米、豆均开花。
③加入红枣同煮，至粥呈浓稠状且冒气泡时，调入白糖拌匀即可食用。

功效 本品能补血活血，增强免疫力，适合类风湿关节炎患者食用。

板栗

健脾利水、利湿热

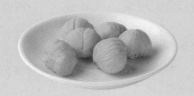

| 每日适宜用量： | 10个左右 | 对症营养吃法： | 煮粥食用 |

类风湿关节炎
疾病 — 食疗粥

👅 消炎止痛功效

板栗中含有多种维生素和矿物质，能够增强机体免疫力，缓解局部疼痛。

● 板栗详细介绍见P124

·板栗玉竹粥·

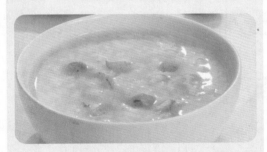

●材料：板栗、桂圆肉、玉竹各20克，大米90克

●调料：白糖20克

●做法：

①板栗去壳、皮，洗净，切碎；桂圆肉、玉竹洗净；大米泡发洗净。

②锅置火上，注入清水，放入大米，用旺火煮至米粒开花。

③放入板栗、桂圆肉、玉竹，用中火煮至熟后，放入白糖调味即可。

功效 本品能祛火消炎，增强机体免疫力，缓解局部疼痛，适合类风湿关节炎患者食用。

·板栗花生猪腰粥·

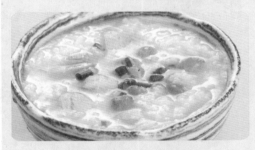

●材料：猪腰50克，板栗45克，花生米30克，糯米80克

●调料：盐3克，鸡精1克，葱花少许

●做法：

①糯米淘净，浸泡3小时；花生米洗净；板栗去壳、皮；猪腰洗净，剖开，除去腰臊，打上花刀，再切成薄片。

②锅中注水，放糯米、板栗、花生米煮沸，待米粒开花，放入猪腰，慢火熬至猪腰变熟，加盐、鸡精调味，撒入葱花即可。

功效 本品能增强免疫力，适合类风湿关节炎患者食用。

鸡肉

增强免疫力

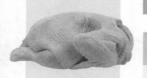

食用注意!

①烹煮鸡肉前应把鸡屁股、鸡头切除。

②痛风、痰湿偏重、感冒发热、胆囊炎、高血压、高血脂、尿毒症等患者不宜食用鸡肉。

每日适宜用量：	150克	对症营养吃法：	煮粥食用

消炎止痛功效

鸡肉富含蛋白质和多种营养成分，能够补虚损，增强免疫力，缓解局部疼痛。

其他功效

鸡肉具有温中益气、补精添髓、补虚健脾的功效，有助于缓解感冒引起的鼻塞、咳嗽等症状，能补充水分和增加皮肤弹性，延缓皮肤衰老。

宜搭配的食物及功效

✓ **鸡肉+枸杞** 补益气血

✓ **鸡肉+柠檬** 增强食欲

✓ **鸡肉+丝瓜** 清热利肠

忌搭配的食物及原因

✗ **鸡肉+李子** 易引起痢疾

✗ **鸡肉+鲤鱼** 易引起胃部不适

✗ **鸡肉+糯米** 易引起胃肠胀气

·鸡肉芹菜芝麻粥·

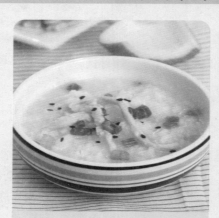

功效

本品能温中益气，增强免疫力，适合类风湿关节炎患者食用。

●**材料**：大米、芹菜、鸡脯肉、黑芝麻、鸡蛋清各适量

●**调料**：料酒、淀粉、姜末、盐、麻油、葱花各适量

●**做法**：

①芹菜洗净切粒；鸡脯肉洗净切丝，用料酒、淀粉、鸡蛋清腌制；大米淘净；黑芝麻炒香。

②锅中注水，放入大米烧沸；放鸡肉、姜末，转中火熬煮至米粒开花。

③文火熬煮成粥，下入芹菜粒、盐、麻油、黑芝麻、葱花拌匀煮沸即成。